Dr. Katharina Maria Burkhardt
Sylvia Neubauer

Glück ist Hormonsache

Dr. Katharina Maria Burkhardt
Sylvia Neubauer

Glück ist Hormonsache

Der natürliche Weg, um Körper und Seele in Balance zu bringen und psychischen Leiden gezielt entgegenzuwirken

riva

Bibliografische Information der Deutschen Nationalbibliothek
Die Deutsche Nationalbibliothek verzeichnet diese Publikation in der Deutschen Nationalbibliografie. Detaillierte bibliografische Daten sind im Internet über https://dnb.de abrufbar.

Für Fragen und Anregungen
info@m-vg.de

Wichtige Hinweise
Dieses Buch ist für Lernzwecke gedacht. Es stellt keinen Ersatz für eine individuelle medizinische Beratung dar und sollte auch nicht als solcher benutzt werden. Wenn Sie medizinischen Rat einholen wollen, konsultieren Sie bitte einen qualifizierten Arzt oder eine qualifizierte Ärztin. Der Verlag und die Autorinnen haften für keine nachteiligen Auswirkungen, die in einem direkten oder indirekten Zusammenhang mit den Informationen stehen, die in diesem Buch enthalten sind.

Ausschließlich zum Zweck der besseren Lesbarkeit wurde auf eine genderspezifische Schreibweise sowie eine Mehrfachbezeichnung verzichtet. Alle personenbezogenen Bezeichnungen sind somit geschlechtsneutral zu verstehen.

Originalausgabe
1. Auflage 2024

Türkenstraße 89
80799 München
Tel.: 089 651285-0

Redaktion: Dr. Frauke Bayer
Umschlaggestaltung: Manuela Amode
Umschlagabbildung: Shutterstock/Bibadash
Abbildungen im Innenteil: Shutterstock/Michal Sanca: S. 16, 27 (Silhouette); Jeniffer Fontan: S. 27 (Gehirn und Schilddrüse); VectorMine: S. 30; gritsalak karalak: S. 47; fox_workshop: S. 90
Layout und Satz: feschart print- und webdesign, Michaela Röhler, Leopoldshöhe
Druck: Florjancic Tisk d.o.o., Slowenien
Printed in the EU

ISBN Print 978-3-7423-2514-3
ISBN E-Book (PDF) 978-3-7453-2301-6
ISBN E-Book (EPUB, Mobi) 978-3-7453-2300-9

Für Sam und Sandra

Inhalt

Vorwort

»Zeige mir deine Freunde und ich sage dir, wer du bist.« Die meisten von uns werden diesen Satz kennen. Er meint, dass ein Außenstehender aus den Eigenschaften und Eigenheiten der Menschen, mit denen wir uns umgeben, gut auf unser eigenes Wesen Rückschlüsse ziehen kann.

Im Rahmen meiner dritten Schwangerschaft habe ich den Spruch adaptiert. »Zeige mir deinen Hormonspiegel und ich sage dir, wer du bist«, schien mir weitaus treffender zu sein. Während Schwangerschaften vollbringt der weibliche Körper Höchstleistungen. Die Produktion von Hormonen schießt in die Höhe oder fällt plötzlich ab und garantiert so den Erhalt und die Reifung des kleinen, wachsenden »Fremdkörpers«. Hormonell gesteuerten körperlichen und psychischen Veränderungen verdanken wir des Weiteren einen möglichst reibungslosen Geburtsvorgang und letztendlich auch das Überleben des Säuglings.

Aber nicht nur Frauen werden durch Hormone gesteuert, auch bei Männern konnten Veränderungen ihrer Hormonspiegel während der Schwangerschaft der Partnerin festgestellt werden. Aber Hormone lenken uns natürlich nicht nur während so intensiver Phasen wie Schwangerschaft oder Pubertät. Vielmehr sind sie unsere täglichen Begleiter und regulieren uns tagsüber und auch nachts.

Aber wie genau funktioniert das mit den Hormonen? Was braucht es, damit unser Körper diese Botenstoffe überhaupt produzieren kann? Wofür brauchen wir Neurotransmitter und wie hängt all das mit Mikronährstoffen zusammen? Auf diese Fragen wird in diesem Buch – gut recherchiert und kompakt zusammengefasst – eingegangen. Diffizile Sachverhalte werden leicht verständlich dargestellt, sodass gegen Ende des Buches auch noch auf die häufigsten Symptome bei Disbalance dieses komplexen Gleichgewichtes eingegangen werden kann. Aber Katharina Burkhardt und Sylvia Neubauer leisten mit diesem Buch noch viel mehr: Sie erklären uns auch, wie wir ein System im Ungleichgewicht medizinisch erkennen und vor allem, was wir dagegen tun können. In meinen Augen ist das die Zukunft der Medizin: Patienteninformation. In der Psychiatrie haben wir dafür das treffende Wort: Psychoedukation. Das bedeutet, Patienten mit einfachen Worten wissenschaftlich fundiertes Wissen zu vermitteln und sie über Krankheitsmechanismen und Therapiemöglichkeiten zu informieren, um sie damit in die Lage zu versetzen, sich bewusst für oder gegen ein Therapieschema entscheiden zu können. Denn nichts raubt uns mehr Möglichkeiten und Handlungsfreiraum als das Nichtwissen. Mit diesem Buch in Ihren Händen haben Sie sich definitiv für das Wissen entschieden.

Dr. Lauren Kolroser-Sarmiento

Teamwork ist alles

Der menschliche Körper ist ein wahrer Meister darin, auf unterschiedliche Situationen im Leben zu reagieren, ganz gleich, ob es sich dabei um herausfordernde, stressige oder wunderschöne Momente handelt. Das gelingt ihm allerdings nur deshalb, weil alles in ihm – von der kleinsten Zelle bis zum größten Organ – eng miteinander verbunden ist. Hormone, Neurotransmitter und der Darm – sie alle sind ein Team. Macht einer der Kollegen schlapp, verlieren auch die anderen einen Teil ihres Arbeitselans oder kapitulieren gänzlich. Daraus können leichte, aber auch schwerwiegende mentale Beschwerden folgen – von Schlafstörungen bis hin zu ADHS oder sogar Depressionen. Man könnte also sagen, dass Glück doch (auch) etwas mit Biochemie zu tun hat.

Von der Nasenspitze bis zur kleinen Zehe: Ein überaus feines Informationsnetzwerk schlängelt sich durch sämtliche Strukturen des Körpers.

Wer sich bei einer defekten Waschmaschine schon einmal auf Fehlersuche begeben hat, der weiß, wie nervenaufreibend es sein kann. Ist die Pumpe undicht? Haben die Dichtungen Schaden genommen? Ist der Ablaufschlauch defekt? Woran liegt es bloß, dass dieses Ding nicht funktioniert?

Ähnlich wie eine Maschine setzt sich auch der Organismus aus einer Vielzahl von Elementen zusammen, die in ständiger Wechselwirkung existieren. Gesundheit beruht auf einem reibungslosen Zusammenspiel von Nerven, Muskeln und Organen und einem höchst komplexen Informationsnetzwerk, das alle Strukturen des Organismus durchdringt. Verändert sich in diesem Gefüge ein winziges Element, so kann sich dies krankheitsbildend auswirken. Jeder Mensch und jeder Körper sind dabei höchst individuell. An ihrer Oberfläche mögen Krankheitssymptome zwar sehr ähnlich aussehen, jedoch weisen sie oft gänzlich unterschiedliche Entstehungswege auf.

Deutlich wird das am Beispiel von Schmerzen. Kopfschmerzen sind nicht nur quälend, sondern auch ungemein gewieft darin, Menschen auf unterschiedliche Art zu peinigen: Pochend, drückend oder stechend, den ganzen Kopf umfassend oder regional begrenzt – rund 250 verschiedene Arten von Kopfschmerzen kennt die Medizin. Ähnlich vielfältig können die Ursachen für Rückenschmerzen sein: Einseitige körperliche Belastung und Bewegungsmangel kommen dafür ebenso infrage wie ein eingeklemmter Nerv oder eine Arthrose der kleinen Wirbelgelenke. Ja, selbst ein missmutiger Fuß kann dazu beitragen, dass die Wirbelsäule einen Solidaritätspakt schließt und ebenfalls mit sich hadert. Eine verklebte Wadenfaszie kann einen Zug bis auf den unteren Rücken ausüben und in diesem Bereich für Bewegungseinschränkungen und Schmerzen sorgen. Erstaunlich, oder?

Auch eine frustrierte Seele kann gänzlich unterschiedliche Ursachen haben. Belastende Lebensumstände und Traumata begünstigen bekanntermaßen psychische Erkrankungen. Aber auch eine hormonelle Schieflage oder ein vergrämter Darm bieten seelischen Missständen einen idealen Nährboden. Eine Ursache kommt dabei selten allein. Meist wirken mehrere Faktoren mit. Doch wie hängt das alles zusammen? Und wie lassen sich in einem solch komplexen Netzwerk wie dem Menschen Verbindungen herstellen oder korrigieren? Begeben wir uns auf Expedition ...

Viel Freude und Erfolg auf dieser Reise, deine

Katharina Burkhardt und Sylvia Neubauer

1

Hormone, Neurotransmitter und der Darm

Ein eingespieltes Team

Zu Beginn machen wir uns auf Entdeckungsreise durch unsere Hormon- und Nervensysteme und den Darm. Dabei sehen wir uns an, wie diese in Wechselwirkung zueinander stehen, denn die einzelnen Prozesse hängen sehr viel enger miteinander zusammen, als man meinen könnte – und das, obwohl sie teils an ganz unterschiedlichen Orten im Körper stattfinden.

Das Hormonsystem – unser Telekommunikationsnetzwerk

Wir wachsen und entwickeln uns vom Kind zum Erwachsenen. Wir erleben eine turbulente Zeit, wenn wir pubertieren. Wir verlieben uns. Und wir ärgern uns, wenn uns ein anderer Autofahrer die Vorfahrt nimmt. Überall im Leben sind sie mit an Bord. Und nicht nur das. Sie geben genau an, wo es langgeht: Hormone – lebenswichtige Signal- und Botenstoffe, die dafür Sorge tragen, dass alle biologischen Prozesse im menschlichen Körper richtig ablaufen.

Wie Zellen miteinander kommunizieren

Warum weiß das Ei in den Eierstöcken, wann es springen soll? Wer sagt dem Kehlkopf, dass die kindliche Stimme bald einen männlichen Klang annehmen darf? Wer informiert das Barthaar darüber, dass es nun wirklich an der Zeit ist, sich weiter aus der Haut zu schieben?

Und schließlich die Schlüsselfrage: Wie unterhalten sich die 100 Billionen Zellen, aus denen unser Körper aufgebaut ist? Und wie weiß Zelle A, was Organ Z gerade braucht? Die Antwort ist so simpel wie komplex: Es braucht Boten, die Informationen übermitteln und von überall jeden anderen Ort im Körper erreichen können.

Diese Aufgabe übernehmen Hormone. Mit dem Blutstrom können sich die kleinen Moleküle im gesamten Organismus verteilen, bis sie an ihren Zielzellen andocken und dort ihre Wirkung entfalten. Hormone werden von spezialisierten Drüsen oder Drüsenzellen gebildet. Zu diesen gehören unter anderem die Schilddrüse, die Bauchspeicheldrüse und die Nebennieren. Ebenso zählen die Keimdrüsen in Hoden und Eierstöcken zu den Produktionsstätten. Auch von Teilen des Gehirns können die kleinen Botenstoffe freigesetzt werden – vor allem die Hirnanhangdrüse (Hypophyse) ist hier von Bedeutung.

Hormondrüsen werden auch endokrine Drüsen genannt, weil sie die Hormone nach innen, also in die Blutbahn, ausschütten. Es gibt auch exokrine Drüsen, die Stoffe nach außen abgeben. Dazu zählen zum Beispiel Schweiß- und Speicheldrüsen.

Nur der richtige Schlüssel passt zum Schloss

Postboten können Briefe und Pakete nicht einfach wahllos zustellen. Eine Adresse gibt Auskunft darüber, in welchem Postkasten das Kuvert landen soll. Auch Hormone können nicht jede x-beliebige Zelle belagern. Obwohl sie teilweise enorme Strecken zurücklegen, müssen die Botenstoffe immer ihre Zielzellen finden.

Wie das gelingt? Hormone funktionieren wie ein Schlüssel, der nur in ein einziges Schloss passt - in einen sogenannten Rezeptor. Rezeptoren sind Eiweißstrukturen in der Zellwand, die ein Andockmolekül an der Außenwand der Zelle besitzen. Dockt ein Signalstoff dort an, verändert sich das Molekül an der Innenseite. Der Rezeptor überträgt den Reiz nach innen und die Zelle weiß nun, was zu tun ist.

Rezeptoren sind äußerst selektiv, das heißt, sie reagieren nur auf einen, für sie bestimmten, Signalstoff. Da beide - Hormon und Rezeptor - so genau zusammenpassen wie ein Schlüssel zu seinem Schloss, nennt man dieses Erkennungssystem auch Schlüssel-Schloss-Prinzip. Welche Reaktion die Bindung eines Hormons an einen Rezeptor genau hervorruft, ist von Botenstoff zu Botenstoff unterschiedlich. Hormone können unter anderem vermehrtes Zellwachstum oder eine Wachstumshemmung bewirken oder die Ausschüttung weiterer Signalmoleküle anregen. Dabei gilt: Je mehr Hormone im Blut sind, desto mehr Rezeptoren werden besetzt und desto stärker fällt die Wirkung aus.

Würde man sämtliche Blutgefäße – von den kleinen Kapillaren bis zu den großen Arterien und großen Venen – zusammenlegen, so käme man auf eine Länge von mehr als 100 000 Kilometer. Auf dieser Strecke, die zweieinhalb Mal um die Erde reicht, bewegen sich die Hormone durch unseren Körper.

Steuerung über Regelkreise

In der Technik werden Regelkreise an vielen Stellen eingesetzt - etwa bei der Steuerung einer Zentralheizung. Über einen Thermostatkopf lässt sich eine Solltemperatur festlegen. Ein Temperaturfühler gleicht die Wunschtemperatur mit der Wärme im Raum ab. Das Ergebnis wird per Übertragungsstift an das Heizungsventil weitergegeben, welches daraufhin die Zufuhr des Heizwassers regelt.

Nichts anderes passiert in unserem Hormonsystem. Auch die Synthese der Hormone wird durch Regelkreise gesteuert. Die Hormondrüsen kontrollieren sich so gegenseitig - konkret stimulieren oder bremsen sie sich. Bei diesem Mechanismus gibt es allerdings eine Hierarchie. Auf dem Chefsessel thronen zwei Drüsen im Gehirn: die Hypophyse und der Hypothalamus. Bei vielen hormonellen Regelkreisen ist der Hypothalamus der oberste Regulator. Durch seine Lage zentral im Gehirn befindet er sich an der Schaltstelle des Informationsflusses zwischen Außenwelt und dem Körperinneren. Durch die Abgabe von *Releasing*- und *Inhibiting*-Hormonen (die ersten wirken fördernd, die zweiten hemmend) beeinflusst der Hypothalamus seinen engen Nachbarn, die Hypophyse.

Bei der Schilddrüse, der Nebennierenrinde, den Hoden und den Eierstöcken gibt es eine Rückkopplungshemmung. Haben die Organe genügend Hormone gebildet, wird der Hypothalamus darüber in Kenntnis gesetzt und quasi auf Stand-by geschaltet. Daraufhin setzt die Hypophyse weniger Steuerhormone frei und als Folge reduzieren auch die Organe die Hormonproduktion.

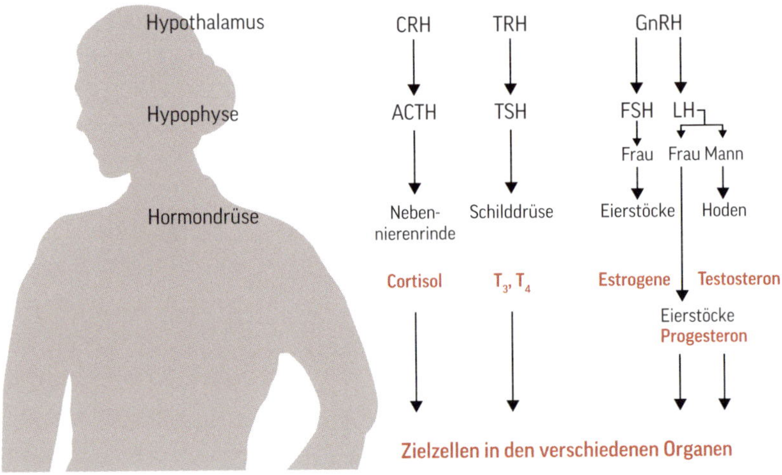

Die Hormonspiegel im Blut müssen laufend überprüft und – falls notwendig – korrigiert werden. Die Hormonregulation folgt dem Prinzip eines Regelkreises.

Steckbrief Hormone: Wer kann was?

Hormone werden nach ihrer chemischen Struktur, ihrem Bildungsort oder ihrem Wirkungsmechanismus eingeteilt.

Im Wesentlichen lassen sich drei Hormonklassen unterscheiden:

Klasse	Hormon	Hauptbildungsort
Steroidhormone	Estrogene, Progesteron Testosteron Cortisol, Aldosteron, DHEA	Eierstöcke Hoden Nebennierenrinde
Protein- und Peptidhormone	Insulin Oxytocin, antidiuretisches Hormon, Releasing- oder Inhibiting-Hormon (RH beziehungsweise IH) Wachstumshormon, Prolaktin, TSH, ACTH, FSH, LH Calcitonin Parathormon	Bauchspeicheldrüse Hypothalamus Hypophse Schilddrüse Nebenschilddrüse
Aminosäurederivate	Thyroxin und Trijodthyronin Adrenalin, Noradrenalin	Schilddrüse Nebennierenmark

Wie wirken die einzelnen Hormone auf unseren Körper? Inwiefern steuern sie unser Verhalten? Wie beeinflussen sie unsere Stimmung? Auf diese wichtigen Fragen werden wir nun genauer eingehen.

Estrogene – Drahtseile für die Nerven

Wenn vom Sexualhormon der Frau die Rede ist, dann fällt häufig der Begriff »Östrogen«. In Wahrheit sind Estrogene aber keine Einzelgänger. Mehr als 30 verschiedene Hormone werden in dieser Gruppe zusammengefasst. Zu den wichtigsten Estrogenen gehören Estron, Estradiol und Estriol - sie werden auch in dieser Reihenfolge synthetisiert.

Weiblichkeit pur ...

Bei der Frau werden Estrogene hauptsächlich in den Eierstöcken, im Follikel, im Gelbkörper und zu einem geringeren Teil auch in der Nebennierenrinde produziert. In der ersten Zyklushälfte bis kurz vor dem Eisprung steigt der Estrogenspiegel an, danach begibt er sich wieder auf Sinkkurs. Mit der Perimenopause nimmt die Estradiolproduktion stetig ab. In der Postmenopause kommt sie allmählich zum Erliegen - die Eierstockfunktion verabschiedet sich in den Ruhestand.

Estron, Estradiol und Estriol im Porträt

Estron (E1) – das Speicherestrogen

- Stammt aus den Eierstöcken und der Nebenniere und zu einem Viertel aus der Umwandlung von Androstendion. Androstendion ist ein Sexualhormon, welches chemisch dem Testosteron ähnelt und zur Gruppe der Androgene gehört.
- Weniger wirksam als Estradiol.

Estradiol (E2) – das Fruchtbarkeitsestrogen

- Wird hauptsächlich von den Follikeln in den Eierstöcken, aber auch in der Nebennierenrinde und im Gehirn gebildet.
- Ist das biologisch wirksamste Estrogen.

Estriol (E3) – das Schleimhautestrogen

- Wichtig in der Schwangerschaft.
- Stammt aus der Plazenta oder aus der Umwandlung von Estradiol im Fettgewebe.

... aber nicht nur

Auch im männlichen Körper sind Estrogene wirksam – sie sorgen dort unter anderem für gesunde Knochen und Gefäße. Beim Mann werden Estrogene aus dem männlichen Geschlechtshormon Testosteron gebildet – helfender »Transformator« ist das Enzym Aromatase. Ein ausgeklügeltes Rückkopplungssystem stellt sicher, dass beim gesunden Mann immer die richtige Menge an Estrogenen vorhanden ist. Wird zu viel Testosteron in Estrogene umgewandelt, gibt die Hypophyse das Signal, die Testosteronproduktion zu drosseln – und umgekehrt.

Testosteron und Estrogen sind einander sehr ähnlich. Ein Testosteron-Molekül besitzt nur ein winziges Kohlenstoffatom mehr als ein Estrogen-Molekül.

So wirken Estrogene

Allgemeine Wirkung

- Fördern das Wachstum der weiblichen Geschlechtsorgane.
- Sorgen für den Aufbau und die Durchblutung der Vaginalschleimhaut (besonders Estriol).
- Fördern die Erhaltung der Gesamtknochenmasse. Estrogene hemmen den Knochenabbau und fördern den Knochenaufbau.
- Erweitern die Blutgefäße und senken den Blutdruck – haben so eine schützende Wirkung auf das Herz-Kreislauf-System.
- Haben einen positiven Einfluss auf den Blutzuckerspiegel.
- Wirken sich positiv auf die Darmgesundheit aus.

Wirkung auf Psyche und Schlaf

- Estrogene modulieren verschiedene Neurotransmittersysteme – unter anderem Dopamin, Serotonin und Noradrenalin.
- Wirken stimmungsaufhellend.
- Wirken anregend.
- Verbessern affektive Symptome (zum Beispiel Antriebslosigkeit, Freudlosigkeit, Selbstwertdefizite und dergleichen).
- Wirken auf bestimmte Stoffwechselvorgänge im Gehirn und fördern gleichermaßen die Tiefschlafphase wie die *REM*-Phase *(rapid eye movement)*, in der wir träumen.

Emotionale Stabilität

Estrogene haben nicht nur eine Fortpflanzungsfunktion, sondern beeinflussen auch viele andere Bereiche des Organismus - etwa das Herz-Kreislauf-System und die Knochenstabilität. Auf psychischer Ebene sorgen sie für gute Laune. Estrogene arbeiten in Teamwork mit Neurotransmittern: Sie modulieren an mehreren Stellen die Bildung, den Abbau und die Aktivität von Serotonin. Durch ihren guten Draht zu den Glückskollegen im Zentralnervensystem wirken Estrogene aktivierend und aufheiternd.

Progesteron – der Fels in der Brandung

Der menschliche Körper ist eine wunderbare Recycling-Anlage. Bei Frauen im gebärfähigen Alter wird Progesteron vorwiegend aus dem Gelbkörper gebildet. Der Gelbkörper entwickelt sich nach dem Eisprung aus dem geplatzten Eibläschen. Aus einem nicht mehr benötigten Zellhaufen wird so neues Ausgangsmaterial - perfekt!

Aber der Reihe nach: Progesteron ist das wichtigste Hormon aus der Gruppe der Gestagene. Gestagene ist ein Oberbegriff - analog dem Begriff Estrogene -, welcher die Hormone Estradiol, Estron und Estriol zusammenfasst.

Genau wie bei den Estrogenen ist auch die Konzentration des Progesterons vom weiblichen Zyklus abhängig. Progesteron ist der tonangebende Chef der zweiten Zyklushälfte. In dieser Zeit steigt der Progesteronspiegel kontinuierlich an - seinen Höhepunkt erreicht er circa sieben Tage nach dem Eisprung. Ganz auf Nachwuchs gepolt sorgt Progesteron dafür, dass sich die Gebärmutterschleimhaut weiter aufbaut, immer in der Erwartung, einem befruchteten Ei ein schützendes Nest bieten zu können. Kommt keine Schwangerschaft zustande, lösen sich die oberen Schichten der Gebärmutterschleimhaut ab. Die Blutung setzt ein - der Zyklus beginnt von vorne.

Die Frau ab 40 – spürbare Veränderungen im Zyklus

Meist ab den frühen Vierzigern fängt dieser Kreislauf ein wenig zu ecken an - der Körper baut von fruchtbar zu unfruchtbar um. Das ist nichts, das von heute auf morgen passiert - vielmehr handelt es sich dabei um einen Prozess, der sich über viele Jahre erstreckt. Mitte 40 (manchmal aber auch früher) beginnen sich bei Frauen die Eizellenvorräte zu erschöpfen. Es finden immer wieder Zyklen ohne einen Eisprung statt. Kurz zusammengefasst heißt das: kein Eisprung - kein Gelbkörper - kein Progesteron. Im Verlauf der Wechseljahre wird die Bildung des Gelbkörperhormons Progesteron schließlich sukzessive eingestellt.

Man(n) braucht Progesteron

Wer an Progesteron denkt, der assoziiert damit häufig ein weibliches Sexualhormon. Das ist aber nur die halbe Wahrheit. Auch Männer produzieren Progesteron. Als Zwischenprodukt der Testosteronsynthese wird es in den Hoden gebildet. Eine geringere Menge entsteht zusätzlich in der Nebenniere – das betrifft im Übrigen beide Geschlechter. Cholesterin ist Ausgangssubstanz für die Bildung verschiedener Steroidhormone – auch Progesteron wird aus Cholesterin synthetisiert.

So wirkt Progesteron

Allgemeine Wirkung

- Hat Einfluss auf die Körpertemperatur.
- Regt den Stoffwechsel an.
- Hat eine schwangerschaftserhaltende Wirkung.
- Fördert das Wachstum der Brustdrüsen.
- Hat eine immunmodulierende und entzündungshemmende Wirkung.
- Unterstützt die Schilddrüse in ihrer Funktion.
- Fungiert als natürliches Diuretikum – wirkt Wassereinlagerungen *(Ödemen)* entgegen.
- Osteoprotektive Wirkung: Progesteron fördert den Aufbau neuer Knochensubstanz.

Wirkung auf Psyche und Schlaf

- Progesteron hat beruhigende und angstlösende Eigenschaften – es wirkt Angstzuständen und Panikattacken entgegen.
- Hat eine sedierende Wirkung – Progesteron wirkt schlafanstoßend, ähnlich wie Valium und Co.
- Verbessert die Schlafarchitektur – Tiefschlafphasen (REM-Phasen) werden gefördert.
- Steigert die Serotoninbildung im Gehirn.
- Beeinflusst den Botenstoff Gamma-Amino-Buttersäure – Progesteron sorgt so für Entspannung.
- Fördert die Neuroprotektion, sprich die Reparatur der Nervenzellen.

Testosteron – der Macher

Testosteron genießt traditionell eher keinen guten Ruf. Bei Tieren ist seine Wirkung eindeutig. Je höher der Testosteronwert ist, desto ausgeprägter sind Imponiergehabe, Kampfverhalten und Begattungsdrang. Beim Menschen soll die Sache ähnlich aussehen: Dem Klischee nach fördert das Hormon aggressives und antisoziales Verhalten - man denke nur an einen »Testosteronbolzen«. Fakt ist: Testosteron ist das Alphatier unter den Hormonen - es bringt Schwung ins Leben.

Der Botenstoff findet sich sowohl im Blut von Männern als auch von Frauen, wobei die Konzentration bei Männern etwa zehnmal höher ausfällt. Bei ihnen wird Testosteron zu 90 Prozent in den sogenannten Leydig-Zellen des Hodens produziert. Bereits im Mutterleib, beim Embryo, steuert das Hormon die Ausbildung der männlichen Geschlechtsorgane. In der Pubertät werden durch Testosteron die Stimme tiefer und die Produktion der Samenzellen aktiviert.

So wirkt Testosteron

Allgemeine Wirkung

- Sorgt im Mutterleib für die Ausbildung der männlichen Geschlechtsorgane.
- Trägt zur Bildung des Kehlkopfes und der typisch männlichen Stimme bei.
- Fördert das Wachstum und die Stabilität der Knochen.
- Fördert das Muskelwachstum.
- Fördert das Wachstum von Körper- und Barthaaren. Auch die weibliche Körperbehaarung unterliegt dem Einfluss von Testosteron.
- Regt die Talgproduktion an.
- Ist für die Bildung und Entwicklung der roten Blutkörperchen mitverantwortlich.
- Regelt alle Sexualfunktionen.

Wirkung auf die Psyche

- Fördert die Motivation und den Antrieb.
- Hat einen Einfluss auf kognitive Fähigkeiten (wie räumliches Vorstellungsvermögen und Sprachvermögen).
- Stärkt das Selbstwertgefühl.

Im weiblichen Körper wird Testosteron vor allem in den Eierstöcken hergestellt – es spielt unter anderem eine wichtige Rolle bei der Estradiolsynthese. Bei beiden Geschlechtern produziert auch die Nebennierenrinde in begrenztem Maße Testosteron.

Die Testosteronspiegel im Blut unterliegen natürlichen Schwankungen. Sowohl bei Frauen als auch bei Männern sind die Testosteronwerte in den Morgenstunden am höchsten – im Laufe des Tages nimmt die Hormonkonzentration im Blut dann sukzessive ab. Ab der Mitte des Lebens, circa ab dem vierten Lebensjahrzehnt, schwächelt die Produktion des Hormons bei Männern ein wenig – der Wert sinkt jährlich um ein bis zwei Prozent. Aber auch Ursachen psychologischer Natur können den Testosteronspiegel verändern: In Wettkampfsituationen macht Testosteron Menschen beispielsweise wacher, konzentrierter und fokussierter.

Cortisol – der Kraftmeier

Jeder Mensch hat einen physiologischen Wecker in sich eingebaut – das Cortisol. Ab der zweiten Nachthälfte legt es sich so richtig ins Zeug. In seiner Hochphase zwischen 5:00 und 7:00 läutet es uns den Tag ein. Der Cortisolspiegel im Blut folgt einem natürlichen Tagesrhythmus. Nachdem das Cortisol in der Früh seinen Maximalwert erreicht hat, fällt es im Tagesverlauf stark ab. Abends sind nur noch circa zehn Prozent des Morgenwertes vorhanden.

Die Nebennieren – wichtige Akteure bei der Bildung von Hormonen

Auch wenn der Name es vermuten lässt: Funktionell haben die Nebennieren mit den Nieren nichts zu tun. Vielmehr verdanken die Mini-Organe die Bezeichnung ihrer Lage. Nieren und Nebennieren sind Nachbarn. Die kleinen Nebennieren sitzen jeweils auf dem Zipfel einer Niere. Jede Nebenniere wiegt etwa vier bis fünf Gramm, wobei die linke häufig etwas üppiger gebaut ist. Und während die rechte Nebenniere pyramidenförmig aussieht, ähnelt die linke einem Halbmond.

Die Hauptaufgabe der Nebennieren besteht in der Bildung von Hormonen. Die Ausführung dieser Tätigkeit erfolgt in zwei Arbeitsgruppen: Ein Team sitzt in der außen liegenden Nebennierenrinde. In diesem Drüsenbereich werden über 40 Hormone produziert. Die wichtigsten sind Cortisol, Aldosteron sowie sämtliche Sexualhormone. Der andere Trupp befindet sich im inneren Nebennierenmark. Seine Aufgabe liegt darin, die Hormone Adrenalin und Noradrenalin startklar zu machen.

ACTH ruft Cortisol auf den Plan

Die Reaktionen auf ein Stressgeschehen werden über die HPAA (hypothalamisch hypophysär adrenala Achse) geregelt. Alles nimmt in der Hypophyse seinen Beginn - dort wird das Signalhormon ACTH (adrenocorticotropes Hormon) produziert. Dieses bindet an Rezeptoren der Nebennierenrinde und stimuliert die Bildung von Cortisol. Und da wird gar nicht lange gefackelt: Unter dem Einfluss von ACTH steigt die Cortisol-Konzentration im Blut innerhalb weniger Minuten an.

Energie, Scotty!

Cortisol hemmt die Insulinwirkung und stimuliert gleichzeitig die Produktion von Glukose im Körper. Mit anderen Worten: Cortisol ist ein Zuckerjunkie, der einzig das Ziel verfolgt, Energie aus den Energiespeichern des Körpers bereitzustellen. Und das sofort. Cortisol macht uns leistungsfähiger und beeinflusst darüber hinaus unsere Wahrnehmungsfähigkeit und unser Schlafverhalten. Auch sind ihm antientzündliche und immunsupprimierende Eigenschaften eigen. Das heißt: Das Hormon kann unser körpereigenes Abwehrsystem herabregulieren.

So wirkt Cortisol

Allgemeine Wirkung

- Unterstützt die Energiebereitstellung.
- Erhöht den Blutzuckerspiegel.
- Erhöht den Blutdruck und die Atemfrequenz.
- Wirkt Entzündungen entgegen.
- Wirkt immunsupprimierend.
- Reduziert die Schmerzwahrnehmung.
- Potenziert die Wirkung von Adrenalin.

Wirkung auf Psyche und Schlaf

- Schärft die Aufmerksamkeit und Informationsverarbeitung.
- Verbessert die Merkfähigkeit.
- Wirkt aktivierend.

DHEA – das Anti-Stress-Hormon

Mit unserem Körper verhält es sich wie mit einem Auto - idealerweise schnurrt der Motor wohlig wie ein Kätzchen. Mit etwas Rücksicht in der Fahrweise kann der Autofahrer das selbst beeinflussen. Etwa, indem er dem Motor nach einem Kaltstart nicht gleich eine hohe Drehzahl abverlangt - denn das erhöht Verschleiß und Verbrauch. Gleiches gilt für unseren Organismus. Ein ausgewogener Lebensstil wirkt sich förderlich auf unsere Vitalität aus. Und genau an dieser Stelle kommt das Hormon DHEA (Dehydroepiandrosteron) ins Spiel: Es fährt die Drehzahl in unserem physiologischen Triebwerk herunter und verhindert, dass wir hochtourig unterwegs sind.

So wirkt DHEA

Allgemeine Wirkung

- Schützt das Herz und die Blutgefäße.
- Verstärkt die Immunabwehr des Körpers.
- Wirkt antioxidativ.
- Wirkt einer Osteoporose entgegen.
- Fördert den Abbau von Fett, vor allem im Abdominalbereich (Bauchraum).
- Erhöht die Muskelmasse.
- Erhöht die körpereigene Produktion von Testosteron und Wachstumshormonen.
- Fördert die Kollagenbildung, verbessert damit die Hautelastizität und reduziert Falten.
- Wirkt sich positiv auf Libido und Sexualität aus.

Wirkung auf Psyche und Schlaf

- Verbessert das psychische Wohlbefinden.
- Bewirkt eine höhere Stresstoleranz.
- Verbessert die allgemeine Leistungsfähigkeit.
- Wirkt antriebssteigernd.
- Verbessert den Schlaf.
- Verbessert die Gedächtnisleistung.
- Mildert altersbedingte Müdigkeit.

DHEA wird größtenteils in der Nebenniere gebildet und durch das hypophysäre Peptid ACTH gesteuert. Es ist nicht nur das am häufigsten vorkommende Hormon in unserem Körper, sondern auch eines der wichtigsten. Dies liegt daran, dass DHEA ein »Basishormon« ist - sprich eine »Muttersubstanz«. Ein »Mutterhormon« funktioniert nach einem ähnlichen Prinzip wie eine Stammzelle: Aus einer solchen können sich andere Zelltypen entwickeln. Auch DHEA kann nach Bedarf in zahlreiche andere Hormone umgewandelt werden. Die wichtigsten Steroidhormone, die aus DHEA entstehen, sind Testosteron und Estrogene.

DHEA und Cortisol – Yin und Yang

DHEA ist der Gegenspieler von Cortisol - es ist in der Lage, seinen Kontrahenten in Schach zu halten und verhindert so, dass das Stresssystem aus dem Ruder läuft. Während Cortisol in herausfordernden Lebenssituationen Energie vergeudet, schaltet DHEA den Körper auf Sparkurs. Es stellt die Kraftwerke unserer Zellen auf eine ressourcenschonende Gangart: ein perfekter Yin-Yang-Mechanismus, der wie ein Jungbrunnen wirkt.

Die Schilddrüse und ihre Akteure

Ohne sie würde es im menschlichen Körper drunter und drüber gehen. Gemeint ist die Schilddrüse, das kleine Organ mit großer Wirkung. Als größte endokrine Drüse hat sie bei nahezu allen Vorgängen im menschlichen Organismus ein Wörtchen mitzureden - kaum eine Zelle bleibt von ihrem Wirken unberührt.

Von entscheidender Bedeutung sind die Hormone Tetrajodthyronin (Thyroxin, T4) und Trijodthyronin (T3), die in der Schilddrüse hergestellt und gespeichert werden. Sie sind sozusagen die Hauptakteure des Mini-Organs: T3 und T4 bestimmen, ob der Stoffwechsel auf Hochtouren oder auf Sparflamme läuft. Die Steuerung erfolgt nicht einfach nach dem Zufallsprinzip, sondern nach genauer Anleitung. Dahingehende Befehle kommen aus dem Gehirn, genauer gesagt aus dem Hypothalamus und der Hypophyse.

Diese beiden Kontrollregionen überwachen penibel den Hormonspiegel im Blut. Sinkt dieser ab, gibt die Hypophyse den Botenstoff TSH (*Thyreoidea*-stimulierendes Hormon) ab - dieser bewirkt eine verstärkte Hormonfreisetzung in der Schilddrüse. Übersteigt der Spiegel der Schilddrüsenhormone hingegen den Normalwert, hält die Hypophyse weiteres TSH so lange zurück, bis wieder normale Hormonverhältnisse hergestellt sind.

Die kontrollierte Abgabe von TSH erfolgt wiederum mithilfe von TRH (*Thyreotropin-Releasing*-Hormon, vom Englischen *to release* – »freigeben«) – einem Hormon, das vom übergeordneten Hypothalamus freigesetzt wird. Dieser ausgeklügelte Rückkopplungsmechanismus macht es einer gesunden Schilddrüse möglich, die Konzentration der Hormone im Blut auf einem konstanten Niveau zu halten.

Die Schilddrüse – Steckbrief mit Lageplan

Die Schilddrüse *(Glandula thyreoidea)* befindet sich an der Vorderseite des Halses unterhalb des Schildknorpels des Kehlkopfes, wodurch sich auch ihr Name erklärt. Sie besteht aus zwei ovalen, schalenförmigen Seitenlappen, die durch eine schmale Gewebebrücke miteinander verbunden sind. Umgeben von Halsmuskeln liegt sie wie ein Schild vor der Luftröhre. Das kleine endokrine Organ ist in sonorer Gesellschaft: Strukturen, die an der Stimm- und Sprachbildung beteiligt sind, gehören seiner unmittelbaren Nachbarschaft an.

In gesundem Zustand ist die Schilddrüse so klein, dass man sie von außen nicht sehen kann. Bei Neugeborenen wiegt sie 2 bis 3 Gramm, bei Erwachsenen wiegt sie zwischen 18 Gramm bei der Frau und bis zu 25 Gramm beim Mann – das entspricht in etwa der Größe eines Daumennagels. Gemeinsam mit der Hirnanhangdrüse reguliert die Schilddrüse den Hormonhaushalt.

Die wichtigsten Akteure auf einen Blick

- Trijodthyronin (T3) und Thyroxin (T4) sind die zwei wichtigsten Hormone, die in der Schilddrüse gebildet werden.
- Die Funktion der Schilddrüse wird durch das Hormon TSH aus der Hirnanhangsdrüse (Hypophyse) im Rahmen des thyreotropen Regelkreises gesteuert.
- Das *Thyreotropin-Releasing*-Hormon wird vom Hypothalamus, einem Teil des Zwischenhirns, gebildet. Es regt die Hirnanhangsdrüse an, mehr Thyreoidea-stimulierendes Hormon (TSH) ins Blut abzugeben.

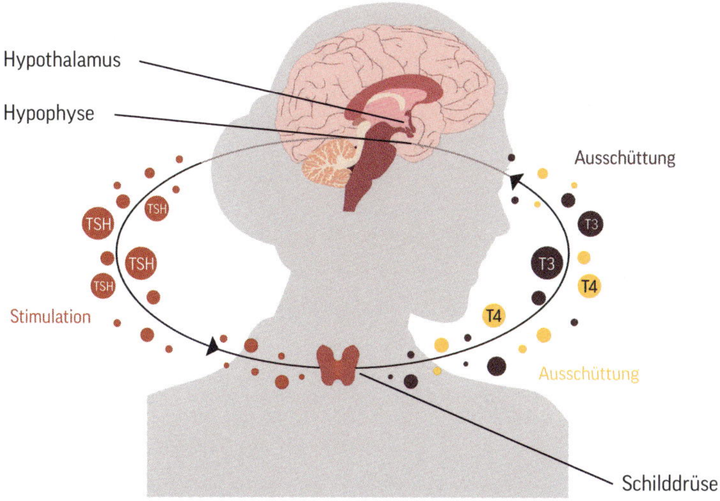

Wann und in welcher Menge unsere Schilddrüse Hormone produziert, wird vom Gehirn aus in Auftrag gegeben – und zwar vom Hypothalamus und der Hypophyse.

Schilddrüsenhormone halten den gesamten Betrieb in unserem Organismus aufrecht. Über die Blutbahn verteilen sich T3 und T4 im Körper und docken an Rezeptoren des Zellkerns und der Mitochondrien – den Kraftwerken der Zelle – an. Es gibt kaum einen Vorgang im Körper, der nicht von diesen Botenstoffen unter die Fittiche genommen wird: Energie-, Kohlenhydrat- und Fettstoffwechsel, Herz und Kreislauf, Magen und Darm sowie Muskeln werden unabhängig vom Alter beeinflusst. Auch der Stoffwechsel der Nervenzellen wird aktiviert – somit hat die Schilddrüse einen erheblichen Einfluss auf unsere Psyche.

Funktionen der Schilddrüse:

- Fördert das Wachstum, vor allem des Nerven- und Skelettsystems in der Embryonal- und Kindesentwicklung.
- Steigert den Grundumsatz, sprich die Stoffwechselaktivität in Ruhe.
- Regt die Herzaktivität und den Blutdruck an (durch Verstärkung der Wirkung von Adrenalin und Noradrenalin).
- Fördert die Eiweißsynthese.
- Aktiviert den Kohlenhydrat- und Fettstoffwechsel.
- Reguliert den Wärmehaushalt und die Körpertemperatur.
- Fördert die Darmtätigkeit und Verdauung.

- Regt den Muskelstoffwechsel an und fördert die Muskelkraft.
- Steigert die Cholesterinausscheidung.
- Sorgt für seelisches Gleichgewicht.

Melatonin – das Schlafhormon

Sie sind wie Sonne und Mond - Serotonin und Melatonin. Beim Schlafengehen klatschen die beiden Hormone einander ab. Sobald die Dämmerung anbricht, beginnt die Zirbeldrüse im Gehirn, das bei Tageslicht gebildete Glückshormon Serotonin zum Schlafhormon Melatonin umzuwandeln. Serotonin bildet so die Ausgangssubstanz für die nächtliche Melatoninproduktion.

Melatonin wird nur dann in ausreichenden Mengen gebildet, wenn es wirklich dunkel ist. Bereits das Licht einer Digitalanzeige, künstliches Licht mit einem hohen Blaulichtanteil und elektromagnetische Strahlung können die Melatoninproduktion empfindlich stören. Deswegen gilt: Licht aus – Schlafmaske auf!

Die erbsengroße Zirbeldrüse, die sich oberhalb des Mittelhirns befindet, ist eine der Produktionsstätten für Melatonin. Bildlich vorstellen darf man sie sich wie den Zapfen einer Kiefer, genauer gesagt einer Zirbelkiefer - denn danach ist die Zirbeldrüse benannt. Ein anderer Produktionsort im Körper ist der Darm. Dieser schüttet 400-mal so viel Melatonin aus wie Betriebskollegin Zirbeldrüse. Auch die Netzhaut des Auges ist am Melatoninspektakel beteiligt. Spezielle photosensible Netzhautzellen im Auge leiten Licht direkt an den Teil des Gehirns, der unseren Biorhythmus steuert.

Radikal phänomenal

In Sachen Schlafqualität ist Melatonin unschlagbar. Dem Hormon ist aber noch eine weitere Bärenkraft eigen: Es fungiert als eines der wichtigsten Antioxidantien. Dabei läuft es selbst den antioxidativen Helden Vitamin C und E den Rang ab - Melatonin ist potenter als die beiden Vitamine. Das Hormon bindet sich direkt an Sauerstoff- und Stickstoffradikale und verhindert damit, dass diese die Zellen schädigen. Melatonin kann aber noch mehr: Unter seinem Einfluss teilen sich Zellen langsamer - das hemmt Tumore, die sich durch ein besonders schnelles Zellwachstum auszeichnen.

So wirkt Melatonin

- Steuert den Schlaf-Wach-Rhythmus.
- Wirkt schlaffördernd.
- Verkürzt die Einschlafphase.
- Reguliert die Stoffwechselprozesse.
- Senkt die Körpertemperatur.
- Wirkt entspannend auf die Muskulatur und gefäßerweiternd.
- Senkt den Blutdruck.
- Reduziert den Energieverbrauch.
- Regt im Tiefschlaf die Bildung des Wachstumshormons Somatropin an, wodurch die Zellerneuerung gefördert wird.
- Ist eines der wichtigsten Antioxidantien.
- Stärkt das Immunsystem.
- Hemmt das Tumorwachstum.

Neurotransmitter - Gas geben und bremsen

Neben den Hormonen verfügt unser Körper noch über ein zweites Kommunikationssystem: das Nervensystem. Über Nervenbahnen erhalten unsere grauen Zellen Informationen darüber, ob wir müde oder ausgeschlafen sind, ob uns kalt oder warm ist und ob situativ gerade Aufregung oder Gelassenheit angebracht sind. An dieser Interaktion sind Neurotransmitter beteiligt - kleine Moleküle, die an den Nervenendigungen freigesetzt und über Rezeptoren aufgenommen werden. Grob lassen sie sich in »Gasgeber« (exzitatorische Neurotransmitter) und »Bremser« (inhibitorische Neurotransmitter) unterteilen. Die Gas gebenden Transmitter helfen unserem Organismus dabei, adäquat auf Gefahren, Anspannung und Bedrohung zu reagieren. Die Bremser achten darauf, dass der Stress nicht überhandnimmt und sorgen für Ruhe und Entspannung.

Exzitatorische Neurotransmitter	Inhibitorische Neurotransmitter
Katecholamine: Adrenalin, Noradrenalin, Dopamin	Gamma-Amino-Buttersäure (GABA)
Glutamat	Glycin
-	Serotonin

Was geht im Gehirn vor sich?

Wie alle Organe besteht auch das Nervensystem aus Zellen. Nervenzellen sind geradezu perfekt an ihre Aufgabe der Informationsleitung und -verarbeitung angepasst – sie sind hoch spezialisiert. Vom Zellkörper zweigen zahlreiche Verbindungen ab, die den Kontakt zu anderen Nervenzellen herstellen. An den Nervendigungen, also dort, wo sich zwei Zellen treffen, sitzen Synapsen. Ohne sie geht rein gar nichts im Gehirn.

Neurotransmitter wirken ganz ähnlich wie Hormone. Der Unterschied liegt darin, dass Hormone über die Blutbahn im gesamten Körper unterwegs sind. Unter den Botenstoffmolekülen sind sie die Langstreckenläufer. Neurotransmitter wirken nur im Zwischenraum zwischen zwei benachbarten Zellen – sie müssen demnach nur kurze Strecken überwinden.

Eine Nervenzelle kann über Synapsen mit bis zu 100 000 anderen Zellen kommunizieren. Jeder Stressreiz von außen wird in Erregungspotenziale umgewandelt – das ist die Sprache unserer Nervenzellen. Erregungen können dabei entweder elektrisch oder chemisch übertragen werden. In einer elektrischen Synapse wird die Erregung eins zu eins von einer auf die anderen Zellen übertragen – blitzschnell und ohne Verzögerung.

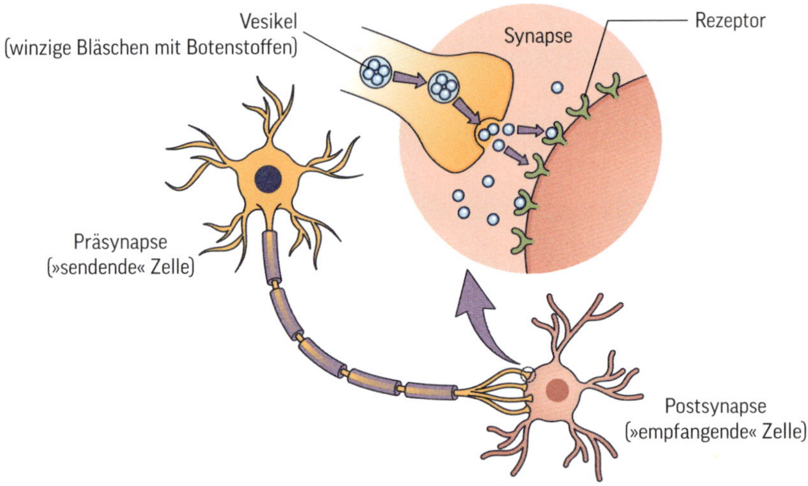

Hier trudelt eine Information ein! Die sendende Zelle schüttet Botenstoffe aus, die sich auf der anderen Seite des Spalts an Rezeptoren der empfangenden Zelle binden.

Elektrische Synapsen sind zum Beispiel in der Netzhaut des Auges oder in den Herzmuskelzellen von Bedeutung - also überall dort, wo eine schnelle Reizweiterleitung wichtig ist. Ansonsten kommen elektrische Synapsen in unserem Körper eher selten vor. Besäßen wir nur diesen Synapsen-Typ, würden uns im Gehirn sämtliche Sicherungen durchbrennen - es käme wortwörtlich zum Kurzschluss.

Viel häufiger kommen chemische Synapsen vor. Bei ihnen muss die Information zur Weitergabe erst übersetzt werden: von einem elektrischen Signal zu einem chemischen Signal und wieder zurück. Zwar ist dieser Übertragungsweg etwas langsamer. Durch den Einsatz von unterschiedlichen Neurotransmittern können Informationen und Signale aber moduliert werden - je nachdem, ob gerade Warm-up oder Cool-down auf dem Programm steht.

Wird eine Nervenzelle aktiviert, schüttet sie winzigste Mengen eines Neurotransmitters in den synaptischen Spalt aus. An der Membran der benachbarten Zelle gibt es Ionenkanäle mit spezifischen Rezeptoren. Je nach Rezeptor kann ein Botenstoff aktivierend oder hemmend auf Nervenzellen wirken. Nachdem der ausgeschüttete Botenstoff seine Aufgabe im synaptischen Spalt verrichtet hat, wird er im Anschluss wieder von der Nervenzelle aufgenommen.

Die Stressachsen unter der Lupe

Unser Kopf beherbergt zwei große körpereigene Kriseninterventionszentren - die Amygdala und den Hippocampus. In diesen Gehirnregionen werden Stressreize analysiert und bewertet. Hier wird also eruiert: Welche Lösungswege stehen für das gegenwärtige Problem zur Verfügung?

Die Amygdala ist ein kleiner, mandelförmiger Komplex von Nervenzellen. Als Teil des limbischen Systems spielt sie bei der Verarbeitung von Emotionen eine große Rolle. Sie ist es auch, die unsere Reaktionen auf herausfordernde Situationen steuert. Treffen in der Amygdala Signale ein, die erhöhte Aufmerksamkeit erfordern, werden blitzschnell Ressourcen zur Verfügung gestellt, um zu kämpfen oder zu fliehen - man spricht von einer *Fight-or-Flight*-Reaktion.

Die Stressreaktion selbst geschieht über zwei Stressachsen: Der schnellere Weg läuft über das sympathische Nervensystem. Etwas langsamer ist der Weg über den Hypothalamus. Als Direktor des vegetativen Nervensystems und des Hormonsystems kann er eine ganze Kaskade an Botenstoffen in Gang setzen.

We proudly present: alle Mitwirkenden im Team »Flucht und Kampf«

Der Kortex: der Sitz unserer Persönlichkeit

Die Amygdala: unser Kriseninterventionszentrum mit guter Analysefähigkeit

Der Hippocampus: unser emotionales Alarmsystem

Das Stammhirn: unser »Lebens-Erhalter«, es steuert unter anderem Herzfrequenz, Blutdruck und Atmung

Der Hypothalamus: das Steuerungszentrum des vegetativen Nervensystems und des Hormonsystems

Die Hypophyse: die Schnittstelle zwischen dem Hormonsystem und dem vegetativen Nervensystem

Noradrenalin: Hormon und Neurotransmitter

Adrenalin: Hormon und Neurotransmitter

Cortisol: Hormon

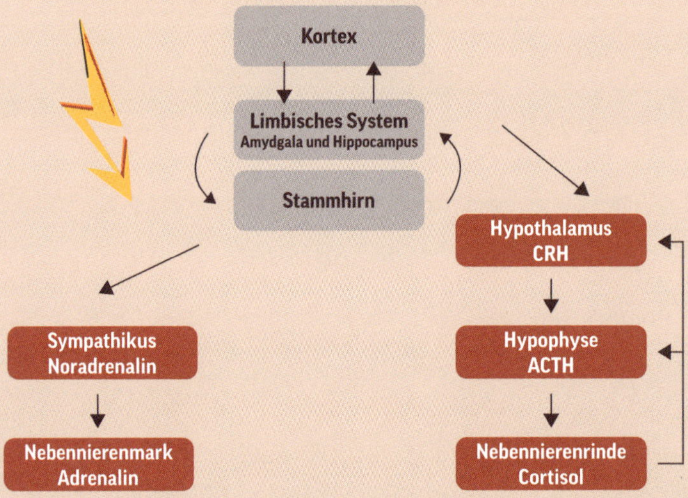

Bei Stress ist unsere Alarmzentrale im Gehirn aktiviert – über Hormone wird unser Körper auf Flucht oder Kampf ausgerichtet.

Sehen wir uns zunächst den Highway an – den schnellen Weg über die Nervenstränge des sympathischen Nervensystems im Rückenmark. Von dort aus gelangt die Information »Achtung, Achtung – Gefahr in Verzug« ins Nebennierenmark. Eben da werden Katecholamine ausgeschüttet – und zwar Adrenalin und Noradrenalin. Sie treiben den Blutdruck und die Herzfrequenz in die Höhe und bewirken, dass mehr Blutzucker freigesetzt wird – schließlich ist Energie gefragt.

Gleichzeitig setzt die Amygdala den Hypothalamus über die Krisenlage in Kenntnis – die endokrine Stressachse wird aktiviert. In akute Alarmbereitschaft versetzt, schüttet der Hypothalamus unter anderem das *Corticotropin-releasing*-Hormon (CRH) aus. Dieses Hormon wirkt wiederum auf die Hypophyse und sorgt dafür, dass noch ein weiteres Hormon freigesetzt wird, das Adrenocorticotropin, kurz ACTH – es gelangt mit dem Blut zur Nebennierenrinde und veranlasst sie, das Stresshormon Cortisol auszuschütten.

Man könnte nun annehmen, dass diese komplexe Kettenreaktion mehrere Stunden in Anspruch nimmt. In Wahrheit wird die *Fight-or-Flight*-Reaktion aber in Bruchteilen von Sekunden durch Aktivierung beider Stressachsen gestartet. In kollegialer Zusammenarbeit sorgen Adrenalin, Noradrenalin und Cortisol dafür, dass uns der Säbelzahntiger nichts anhaben kann – oder auch, dass wir die Prüfungssituation gut meistern. Die evolutionär in uns verankerte Stressreaktion ist nämlich in beiden Fällen dieselbe. Nach überstandener Akutsituation wird das parasympathische System aktiviert und schaltet den Stoffwechsel wieder herunter.

Steckbrief Neurotransmitter: Wer kann was?

Milliarden von Neurotransmittermolekülen arbeiten ständig daran, unser Gehirn durch Weitergabe von Informationen am Laufen zu halten. Wir sehen uns nun an, was die wichtigsten dieser Sprachkünstler im Detail erzählen. Wir erhalten einen Überblick über die Funktion und Wirkungsweise der einzelnen Neurotransmitter und erfahren, welche dieser Botenstoffe Hand in Hand gehen.

Serotonin – das Glückshormon schlechthin

Schokolade muss her! Und zwar sofort! Wenn wir nicht gut drauf sind, greifen wir oft instinktiv zum süßen Seelenschmeichler. Aus gutem Grund: Das im braunen Happen enthaltene Tryptophan erweckt das Glückshormon zum Leben. Zumindest theoretisch. In der Praxis müsste man

Glücksgefühle im Bauch: Nur etwa 5 Prozent der Gesamtmenge an Serotonin im Körper befinden sich im zentralen Nervensystem. Mehr als 90 Prozent sind im Darm lokalisiert – genauer gesagt in den enterochromaffinen Zellen der Darmwand. Diese neuroendokrinen Zellen finden sich im Epithelgewebe des Verdauungstrakts. Die Freisetzung von Serotonin erfolgt als Reaktion auf chemische Reize oder Dehnungsreize.

schon ein paar Lkw-Ladungen Schokolade verputzen, um von den stimmungsaufhellenden Effekten ihrer Inhaltsstoffe zu profitieren.

So viel vorweg: Ohne Tryptophan gibt es kein Serotonin. Die essenzielle Aminosäure dient dem Serotonin als Vorstufe. Die Serotoninsynthese verläuft in zwei Schritten: Im ersten Schritt wird das über die Nahrung aufgenommene L-Tryptophan in das Zwischenprodukt 5-Hydroxytryptophan (kurz 5-HTP) umgewandelt - das geschieht mithilfe des Enzyms Tryptophanhydroxylase 2. Im zweiten Schritt stößt das Enzym 5-Hydroxytryptophan-Decarboxylase zur physiologischen Party hinzu - Serotonin entsteht.

So weit, so gut, so kompliziert: Damit der Körper diese beiden Schritte einleiten kann, braucht es Helferlein. Konkret sind dazu bestimmte Nährstoffe erforderlich: Vor allem müssen die Vitamine B_3 und B_6 sowie Magnesium und Omega-3 zur Stelle sein. Fehlen sie, findet die Umwandlung nur in reduziertem Maße statt.

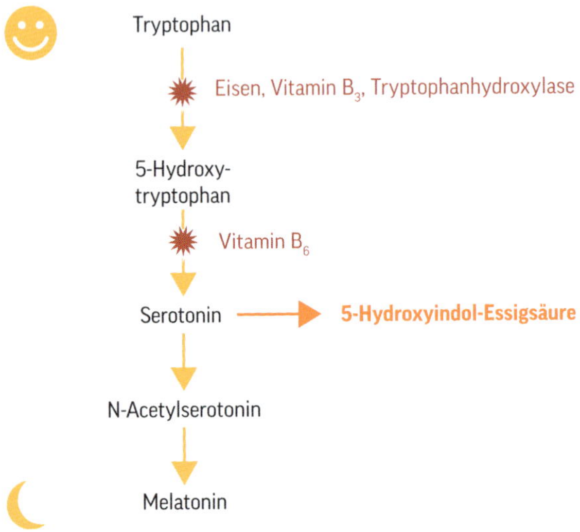

L-Tryptophan ist ein wichtiger Baustein für die Bildung des Glückshormons Serotonin und ist ebenso an der Produktion des Schlafhormons Melatonin beteiligt.

Serotonin wirkt, indem es an Serotoninrezeptoren bindet – 14 Varianten gibt es von ihnen. Man findet die Rezeptoren vor allem an der Oberfläche von Nervenzellen, aber auch andere Zellen verfügen über Serotoninrezeptoren. Entsprechend vielfältig ist die Wirkung von Serotonin. Seiner Bezeichnung als Glückshormon alle Ehre machend, sorgt es vor allem für gute Laune und erholsamen Schlaf. Das Glückshormon Serotonin ist zudem ein echter Wandlungskünstler: Bei Dunkelheit wird es, wie wir bereits gehört haben, zum Schlafhormon Melatonin umgewandelt.

Serotonin reguliert daneben auch unsere Körpertemperatur und fördert die Blutgerinnung. Auch im Darm beeinflusst der Botenstoff eine ganze Reihe von Prozessen: Lokal freigesetztes Serotonin spielt eine Schlüsselrolle bei der Steigerung der Darmmotorik und -sekretion.

So wirkt Serotonin

Allgemeine Wirkung

- Reguliert die Körpertemperatur.
- Reguliert den Appetit und das Sättigungsempfinden.
- Beeinflusst die Verdauung, insbesondere die Darmmotorik.
- Wirkt gefäßverengend in der Lunge und in der Niere.
- Wirkt gefäßerweiternd in der Skelettmuskulatur.
- Beeinflusst die Blutgerinnung.
- Beeinflusst das Schmerzempfinden.

Wirkung auf Psyche und Schlaf

- Bildet die Vorstufe von Melatonin.
- Sorgt für einen erholsamen Schlaf.
- Fördert das allgemeine Wohlbefinden.
- Wirkt sich positiv auf die Stimmung aus.
- Wirkt antriebssteigernd.
- Hat eine beruhigende und angstlösende Wirkung.
- Fördert die Gedächtnisleistung.
- Beeinflusst das Lernvermögen.

Die Blut-Hirn-Schranke – penibler Einlasskontrolleur

Substanzen, die vom Blutkreislauf in das Nervensystem gelangen wollen, benötigen einen Passierschein. Den erhält aber nicht jeder beliebige Stoff und das ist auch gut so. Schließlich muss das Gehirn vor zirkulierenden Krankheitserregern und Toxinen geschützt werden. Die Blut-Hirn-Schranke fungiert hier als Grenzposten: Transportproteine, die an dieser Barriere wie Türsteher Wache halten, gewähren nur bestimmten Zuwanderern Einlass. Dumm ist, dass diese auch Substanzen wie Serotonin ein Stoppschild erteilen. Das heißt: Im Körper gebildetes Serotonin kann nicht direkt ins Nervensystem gelangen, sondern muss dort selbst produziert werden. Warum einfach, wenn es auch kompliziert geht?

Adrenalin – Wachposten in Alarmbereitschaft

Boxer lassen sich vor einem Kampf ohrfeigen. Das ist schräg, aber effektiv: Der Klaps sorgt dafür, dass Adrenalin freigesetzt wird und hilft dabei, Kraftreserven zu aktivieren. Wenn das Action-Hormon durch unsere Adern rauscht, geht es um alles: entweder, weil tatsächlich Gefahr in Verzug ist oder weil uns etwas emotional in Alarmbereitschaft versetzt. So oder anders: Adrenalin schärft die Sinne und macht kampfbereit – und das blitzschnell.

Wittert unser Gehirn eine Bedrohung, erteilt es den Nebennieren das Kommando, Adrenalin auszuschütten. Konkret spielt sich das alles im Nebennierenmark ab – dort wird der Botenstoff mithilfe von Aminosäuren aus den Vorstufen Dopamin und Noradrenalin gebildet. In weniger als einer Schrecksekunde schnellt Adrenalin durch unseren Körper: Der Blutdruck steigt, das Herz pumpt schneller, die Bronchien weiten sich und die Atmung beschleunigt sich. Alle Muskeln für Kraft und Schnelligkeit werden stärker durchblutet. Hingegen erschlafft die glatte Muskulatur im Darm – für Nebensächlichkeiten wie Verdauung ist nun wirklich keine Zeit. Im Normalfall ist der Rausch nicht von langer Dauer. Adrenalin ist ein kurzlebiges Hormon, das nach seiner Freisetzung bald wieder abgebaut wird.

Wenn wir uns in irgendeiner Weise bedroht fühlen, schaltet der Körper auf ein Überlebensprogramm um, das sich seit Urzeiten bewährt hat: Flucht oder Kampf. In akuten Stresssituationen werden zunächst Noradrenalin und Adrenalin freigesetzt – sie sind sozusagen die Taskforce, wenn es brenzlig wird. Schützenhilfe bekommen die Botenstoffe einige Minuten später. Kollege Cortisol sorgt für die Mobilisierung weiterer Kraftreserven.

Für einen Moment hebt uns Adrenalin auf ein anderes Level. Die Felswand kann noch so steil sein – was bisher ein Hindernis dargestellt hat, wird plötzlich überwindbar. Das ist in vielerlei Hinsicht sicher förderlich, jedoch gibt es eine Kehrseite der Medaille: Adrenalin kann auch Angst und Unruhe auslösen.

So wirkt Adrenalin

Allgemeine Wirkung

- Erhöht den Puls und Blutdruck – lässt das Herz schneller und stärker schlagen.
- Erweitert die Pupillen.
- Erweitert die Bronchien, sodass mehr Sauerstoff in die Lunge gelangt.
- Erhöht den Blutzuckerspiegel – bewirkt eine rasche Freisetzung von Glukose.
- Bewirkt manchmal eine Gänsehaut.
- Bewirkt manchmal ein Zittern.
- Entspannt die glatte Muskulatur (Darm, Harnblase).
- Mindert die Darmbewegung.

Wirkung auf die Psyche

- Aktiviert den Sympathikus.
- Schärft die Sinne.
- Macht entschlossen und siegessicher.
- Sorgt für einen kurzen Glückskick.
- Löst manchmal Angst und Unruhe aus.

Noradrenalin – der unterschätzte Gute-Laune-Macher

Schon ihre Namen klingen so ähnlich, dass man sie leicht verwechseln könnte: Adrenalin und Noradrenalin. Und tatsächlich sind beide Substanzen eng miteinander verwandt. Und nicht nur das, sie stammen auch voneinander ab: Noradrenalin wird über die Vorstufe Dopamin gebildet und kann in Adrenalin umgewandelt werden.

Ein Atom macht den Unterschied: Noradrenalin und Adrenalin sind beide gleichermaßen Stresshormone. Der einzige Unterschied in der Struktur ist, dass Noradrenalin eine Methylgruppe fehlt – die Anordnung an Kohlenwasserstoffatomen fällt also ein klitzekleines bisschen anders aus.

Gemeinsam mit CRH (*Corticotropin-Releasing*-Hormon) steuert Noradrenalin die Reaktionskette aller Stressbotenstoffe. Wenn es brenzlig wird, leitet Noradrenalin die Signale in Windeseile zum Gehirn und bittet um Unterstützung. Über Aktivitätssteigerung des Sympathikus wird die Adrenalinbildung und -freisetzung angeregt. In Teamwork mit seinem Blutsbruder mobilisiert Noradrenalin sämtliche Energien. Wir sind - wortwörtlich - voll da.

So wirkt Noradrenalin

Allgemeine Wirkung

- Erhöht die Herzfrequenz.
- Steigert die Kontraktionskraft des Herzmuskels.
- Fördert die Kontraktion (Engstellung) von Blutgefäßen.
- Fördert den Blutfluss in der Skelettmuskulatur.
- Sorgt dafür, dass das Gehirn mit Sauerstoff versorgt wird.
- Steigert den Blutdruck.
- Beeinflusst die Motorik.
- Wirkt an der Steuerung des Appetits mit.

Wirkung auf Psyche und Schlaf

- Wirkt motivationssteigernd.
- Wirkt antriebssteigernd.
- Fördert die Konzentration.
- Fördert die Wachsamkeit.
- Wirkt sich auf die Sexualität aus.
- Wirkt sich auf die Schlafqualität aus.

Noradrenalin fungiert auch als Hormon. Seine wichtigste Rolle ist jedoch die des Neurotransmitters. Noradrenerge Neuronen, die Noradrenalin freisetzen, befinden sich im *Locus coeruleus* – einer winzigen Zellstruktur, die tief unter der Großhirnrinde im Hirnstamm versteckt ist. Ihre Fortsätze führen zu verschiedenen Regionen des Gehirns – unter anderem zum limbischen System, dem Zentrum unserer Gefühle. Mit anderen Worten: Im Nervensystem spielt Noradrenalin eine wichtige Rolle bei der Regulation von Emotionen.

Dopamin – der Begeisterungsfähige

Bravo, gut gemacht! Immer, wenn wir auf dem Weg zu einem persönlichen Ziel einen Etappensieg erringen, belohnt uns unser Denkapparat. Besonders ein Botenstoff klopft uns dabei huldigend auf die Schultern: Dopamin. Er ist der Hauptakteur in unserem neuronalen Belohnungssystem. Empfinden wir Freude, wird das Gehirn von Botenstoffen förmlich überflutet – das schafft Wohlgefühl und lässt Menschen zur Tat schreiten.

Wie seine Kollegen Adrenalin und Noradrenalin wird auch Dopamin im Nebennierenmark produziert - gemeinsam bilden sie die Gruppe der Katecholamine. Dopamin wird aus den Aminosäuren Phenylalanin und Tyrosin synthetisiert. Es ist ein Vorläuferhormon von Noradrenalin und wird zum Teil in Noradrenalin umgewandelt. Dopamin fungiert aber auch selbst als Neutransmitter - mit eigener To-do-Liste.

Im zentralen Nervensystem spielt Dopamin eine Rolle bei der Steuerung der Motorik. Auch auf die Durchblutung von Bauch und Nieren hat der Botenstoff einen Einfluss. Aus diesem Grund wird die Substanz beispielsweise in der Notfallmedizin bei drohendem Nierenversagen angewendet. Darüber hat Dopamin Auswirkungen auf das Denken, Verhalten und Empfinden. Und der Botenstoff hat eine Eigenheit: Verschafft uns eine Tätigkeit in irgendeiner Form Befriedigung, lechzt Dopamin nach Wiederholung. Das kann Menschen zu Höchstleistungen animieren - oder sie in Sucht und Unglück stürzen.

Multifunktionale Katecholamine: Katecholamine können sowohl als Hormone als auch als Neurotransmitter agieren. In der Nebenniere haben sie die Funktion von Hormonen, im sympathischen Nervensystem werden sie als Neurotransmitter freigesetzt.

So wirkt Dopamin

Allgemeine Wirkung

- Sorgt für die Weiterleitung der Befehle des Nervensystems an die Muskulatur.
- Hat einen Einfluss auf die Körperbewegungen.
- Steuert die Feinmotorik.
- Reguliert die Durchblutung der Organe im Bauchraum.
- Hemmt die Ausschüttung des Hormons Prolaktin.

Wirkung auf Psyche und Schlaf

- Steigert die Wahrnehmungsfähigkeit.
- Fördert die Motivation, Mut und Antrieb.
- Steigert die Konzentration.
- Steigert die Stimmung und Lebensfreude.
- Weckt bei angenehmen Tätigkeiten den Wunsch nach Wiederholung.

GABA – der Sorgenfresser

Eigentlich ist das menschliche Gehirn ein Alleskönner. Fühlen, Schmecken, Tasten, Hören, Sehen – all diese Sinnesreize können gleichzeitig verarbeitet werden. Prasseln jedoch zu viele Informationen auf einmal auf unsere grauen Zellen ein, kann es zum Systemabsturz kommen. GABA wirkt einer Reizüberflutung entgegen – wie ein Filter. Seine Aufgabe besteht darin, eine Überstimulation des Gehirns zu verhindern.

Um seine Wirkung voll entfalten zu können, ist GABA auf seinen Glückskollegen Serotonin angewiesen – er ist für die Produktion von Gamma-Aminobuttersäure im Hirn mitverantwortlich. Ein Mangel an Serotonin schränkt GABA in seiner Arbeitsfreudigkeit ein.

Die γ-Aminobuttersäure (auch: Gamma-Aminobuttersäure – kurz GABA) ist eine nicht-proteinogene Aminosäure. Das bedeutet, dass diese Aminosäure nicht in unserer DNA codiert ist – unser Körper kann sie nicht für den Eiweißaufbau einsetzen. Darüber hinaus hat GABA als wichtigster inhibitorischer Neurotransmitter eine große Bedeutung im Zentralnervensystem. Im Gegensatz zu seiner lebhaften Botenstoff-Verwandtschaft ist GABA die Ruhe selbst. Es ist vor allem für seine hemmende Wirkung bekannt: GABA unterdrückt die Signale, die durch Angst und Stress ausgelöst werden und lässt sie erst gar nicht zu den motorischen Zentren ins Gehirn gelangen.

So wirkt GABA

Allgemeine Wirkung

- Hat einen positiven Einfluss auf die Bildung von Wachstumshormonen.
- Wirkt am Muskelaufbau mit.
- Trägt zu einer Reduktion von Körperfett bei.
- Wirkt blutdruckstabilisierend.
- Wirkt schmerzlindernd.

Wirkung auf Psyche und Schlaf

- Übt eine beruhigende Wirkung auf das Nervensystem aus.
- Wirkt angstlösend.
- Sorgt für emotionale Stabilität.
- Hat eine leicht sedierende Wirkung.
- Fördert einen gesunden Schlaf.

GABA wird an zwei Stellen im Körper aus Glutamat produziert: im Gehirn und in der Bauchspeicheldrüse. GABA und Glutamat haben gegensätzliche Eigenschaften. Während GABA beruhigend wirkt, verstärkt Glutamat die Erregung der Nervenzellen. In einem gesunden System drängt sich keiner der beiden Stoffe in den Vordergrund - idealerweise stehen beide im Gleichgewicht.

Glycin – der Aufmerksame

Glycin ist die kleinste der insgesamt 22 Aminosäuren, aus denen Proteine aufgebaut sind. Seine unscheinbare Größe hält den Winzling nicht davon ab, sich überall im Organismus einzubringen. Ohne Glycin wäre der Mensch ein formloser Zellhaufen. Ganz im wörtlichen Sinn: Als Eiweißbaustein wird Glycin vor allem zur Bildung von Kollagenen benötigt - einem Strukturprotein, das Knochen, Gelenken, Muskeln und Sehnen Halt gibt, ähnlich wie ein Fachwerk.

So wirkt Glycin

Allgemeine Wirkung

- Fördert die Bildung von Kollagen.
- Fördert die Bildung von Hämoglobin.
- Ist an der Synthese von Gallensäure beteiligt, die der Fettverdauung dient.
- Fördert die Entgiftung über die Leber.
- Fördert die Aktivität von Stickstoffmonoxid – ein Molekül, das den Blutfluss verbessert und den Blutdruck senkt.
- Wirkt entzündungshemmend.
- Wirkt sich positiv auf das Immunsystem aus.
- Schützt die Darmwand.
- Ist Bestandteil der DNA.

Wirkung auf Psyche und Schlaf

- Wirkt angstlösend.
- Fördert die Entspannung.
- Wirkt schlaffördernd.
- Stärkt das Gedächtnis.

Daneben agiert diese kleine Aminosäure auch als Botenstoff im Zentralnervensystem. Genau wie GABA gehört Glycin zu den hemmenden Neurotransmittern, welche die Erregbarkeit der Nervenzellen herabsetzen. Ruhig Blut, liebe Synapsen, lautet die Devise. Glycin wirkt unter anderem auf Signalwege ein, die Schmerzempfinden und Sinneswahrnehmungen steuern. Es verbessert den Schlaf und das Gedächtnis. Als Gegenspieler von Noradrenalin vermag Glycin darüber hinaus auch Ängste zu lösen.

Taurin – der Nervenbalsam

Ursprünglich wurde Taurin aus der Galle eines Stieres (Taurus) isoliert - daher der Name. Taurin hat fälschlicherweise den Ruf, dem Schlaf abträglich zu sein. Dieses Vorurteil lässt sich vermutlich auf Energydrinks zurückführen, die Taurin, vor allem aber auch Koffein enthalten und somit ordentlich aufputschen. Taurin bewirkt aber genau das Gegenteil: Es kann die Schlafqualität deutlich verbessern und beim Einschlafen helfen. Gemeinsam mit GABA und Glycin lädt Taurin zum Chillen ein: Taurin unterstützt inhibitorische Signale und wirkt beruhigend und angstlösend.

So wirkt Taurin

Allgemeine Wirkung

- Verlangsamt die altersbedingten Degenerationsprozesse.
- Wirkt als starkes Antioxidans.
- Wirkt muskelentspannend.
- Unterstützt die Leberfunktion.
- Fördert das Wachstum neuer Gehirnzellen.
- Schützt die Netzhaut in den Augen.
- Wirkt krampflösend.

Wirkung auf Psyche und Schlaf

- Ist am Schlaf-Wach-Rhythmus beteiligt.
- Wirkt beruhigend.
- Wirkt angstlösend.

Der Darm - Drehscheibe für alles

Er ist ein multifunktionaler Schlauch mit Turboantrieb - der Darm. Im Laufe eines Lebens muss er 30 Tonnen Lebensmittel und mehr als 50 000 Liter Flüssigkeit verarbeiten. Auf einer Länge von 6 bis 8 Metern bildet er eine riesige Oberfläche, über die er mit der Außenwelt in Kontakt steht.

Einerseits muss der Darm dem Körper verwertbare Nahrungsbestandteile erschließen. Andererseits gilt es, den Organismus von unbrauchbaren und schädlichen Substanzen zu entlasten. Eine anspruchsvolle Aufgabe! Zugleich ist der Darm das größte Immunorgan des Menschen: 80 Prozent unserer aktiven Immunzellen sitzen in seinen Zotten. Und: Sie sind dort nicht allein. Unterstützung bekommen sie von einem Milliardenheer an Mikroorganismen.

Der Darm und seine Mikrobiota

Unser Körper ist durch und durch verkeimt. Was zunächst ekelhaft klingt, ist für unsere Gesundheit von entscheidender Bedeutung. Tatsächlich leben wir mit unserem Mikrobiom in Symbiose. Das heißt: Wir schaffen für unsere Bakterien Nahrung heran. Als Gegenleistung sorgen die mikroskopischen Ausnahmetalente dafür, dass es uns gut geht.

Je bunter und reichhaltiger die Bakterienlandschaft im Darm zusammengesetzt ist, desto besser. Warum das so ist? Neben nützlichen Mikroorganismen gibt es auch Störenfriede. Sie sind bestrebt, sich zu vermehren und Unheil zu stiften. Eine große Vielfalt an gesunden Helferlein wirkt ihnen entgegen - sie erschwert es übel gesinnten Revoluzzer-Bakterien, das Zepter an sich zu reißen. Ein leicht saurer pH-Wert bildet eine ideale Basis für ein ausgewogenes Zusammenleben der Bakterien im Darm.

Was ist das Mikrobiom?

Jeder Mensch trägt eine gigantische Wohngemeinschaft in sich - das Mikrobiom. Es umfasst eine Vielzahl an Kleinstlebewesen. Vorwiegend im unteren Dünn- und Dickdarm tummeln sich ganze Kolonien von Bakterien, Viren und Pilzen. Eine Billion Lebewesen finden sich auf einem Gramm Darminhalt wieder. Damit zählt der Darm zu den Orten mit der höchsten Einwohnerdichte überhaupt.

Die Zusammensetzung dieser bakteriellen Landschaft ist so individuell wie ein Fingerabdruck. Und: Sie verändert sich je nach Lebensphase und -stil: Die Art, wie wir unseren Alltag gestalten, ob und wie oft wir uns bewegen, was wir essen und wie wir mit Stress umgehen, hat direkten Einfluss auf unser Mikrobiom.

Was lebt da in uns?

Der Bakterienzoo lässt sich in vier Hauptgruppen unterteilen:

- Actinobakterien, zum Beispiel Bifidobakterien
- *Bacteroidetes*, zum Beispiel *Prevotella*
- *Firmicutes*, zum Beispiel Laktobazillen, Staphylokokken
- Proteobakterien, zum Beispiel *Escherichia coli*, *Bacteroides*

Kurze Vorstellungsrunde: Herr Pilz und Co

Bakterien sind kleine Multitalente – in jeder Hinsicht. Insgesamt sind 1000 verschiedene Bakterienarten bekannt. In der Regel beherbergt ein Mensch jedoch nur etwa 150 unterschiedliche Konsorten. Würde man die Masse aller dieser Untermieter auf die Waage legen, kämen ungefähr 2 Kilogramm zusammen – pro Kopf und Nase.

Die meisten Bakterien leben in friedlicher Koexistenz. Einige von ihnen machen sich als Resteverwerter nützlich – sie futtern unverdauliche Nahrungsbestandteile. Beim Abbau von Ballaststoffen in einem Prozess, der Fermentation genannt wird, entstehen kurzkettige Fettsäuren: Essigsäure *(Acetat)*, Buttersäure *(Butyrat)* und Propionsäure *(Propionat)*. Diese Überbleibsel können von den Darmzellen als Energiequelle genutzt werden. Laktobazillen und Bifidobakterien bilden wiederum Milchsäure, die dafür sorgt, dass der pH-Wert im Darm sinkt – so wird ein perfektes Wohlfühlquartier geschaffen.

Zur normalen Darm-Mikrobiota gehören auch pathogene oder fakultativ pathogene Bakterien, also krankmachende oder unter bestimmten Umständen krankmachende Bakterien. Ein Beispiel für fakultativ pathogene Bakterien sind Clostridien – sie führen erst zu Beschwerden, wenn sie sich stark vermehren und den Verdauungstrakt in großen Mengen besiedeln. Ihre Zellwand enthält Endotoxine, die beim Absterben der Bakterien frei werden. Und dann gibt es noch die Wandlungskünstler – Bakterien derselben Gattung, von denen manche Probleme im Darm machen und andere davon nicht: Unter anderem gehören *E.-coli*-Bakterien dieser rätselhaften Spezies an.

99 Prozent der Untermieter im Darm sind Bakterien, aber auch Hefepilze und Viren gehören dazu.

Candida albicans – meistens anwesend, manchmal unseriös

Pilze führen ein Nischendasein. Auch der Hefepilz *Candida albicans* taucht gerne unter. Zu seinen bevorzugten Wohnorten im Hause Mensch zählen der Genitalbereich, der Mund-Rachen-Raum

»Gutes« und »Schlechtes« – wer macht was?

Nützliche Bakterien ...

- fungieren als Verdauungshelferlein.
- produzieren Vitamine.
- bilden kurzkettige Fettsäuren.
- wehren schädliche Keime ab.
- unterstützen bei der Energiegewinnung.
- stimulieren das Immunsystem.
- stabilisieren die Darmbarriere.
- fördern unser emotionales Wohlbefinden.

Krankmachende Bakterien ...

- schädigen die Darmbarriere.
- bilden Giftstoffe.
- fördern Entzündungen.

sowie die Schleimhäute im Darm. Allein oder in kleinen Gruppierungen auftretend, verhält sich Herr Candida weitgehend unauffällig. Sein Machtkampf beginnt erst dann, wenn unser Immunsystem einen Schwächeanfall erleidet. Geraten wir in eine emotionale oder körperliche Schieflage, wittert Candida seine Chance und holt sich Verstärkung. Er beginnt sich zu vernetzen – ganz im wörtlichen Sinne: Hefepilze sind nämlich in der Lage, Sporen zu bilden, die sich vom Verdauungstrakt weiter in alle Regionen des Körpers ausbreiten können.

Candida und die Psyche

Schafft es der Pilz, den Darm zu überwuchern, bekommt das ohnehin frustrierte Abwehrsystem einen zusätzlichen Dämpfer verpasst. Das Pilzgift Canditoxin dezimiert gute Darmbakterien und schädigt jene IgA-Antikörper (Immunglobulin A-Antikörper), die zur Reparatur der Darmschleimhaut beitragen. Ein Teufelskreis, der den ganzen Organismus mit einschließt – so auch die Psyche. Ein Candida-Befall kann mit Müdigkeit, Antriebslosigkeit, Depressivität und Verwirrtheit einhergehen.

Giftpilz mit fatalen Folgen

Candida-Pilze produzieren giftige Nebenprodukte – und davon nicht zu wenige. Bis zu 79 verschiedene Toxine kann der weiße Pilz mit schmutziger Weste freisetzen. Acetaldehyd sorgt für das Gefühl, neben der Spur zu stehen – so als hätten wir Nebel im Kopf. *Brain Fog* (»Gehirnnebel«) ist ein Phänomen, das uns die Konzentration raubt und den Blick aufs Wesentliche versperrt.

Die Giftstoffe des Pilzes verringern außerdem die reibungslose Kommunikation zwischen den Körperzellen und stören ihren normalen Stoffwechsel. Durch die massive Sporenbildung werden wichtige Bahnen der Nährstoffzufuhr blockiert. Fehlen dem Körper essenzielle Substanzen, muss er sein Regelwerk auf Notbetrieb schalten – das ist wahrlich nichts, das glücklich macht.

Die Darm-Hirn-Achse

Das Gefühl, Schmetterlinge im Bauch zu haben, ist wohl jedem bekannt. Das Gehirn signalisiert dem Bauch: Hallo Kollege, spürst du es auch? Es liegt Liebe in der Luft! Umgekehrt fühlen wir uns automatisch angespannter und ängstlicher, wenn uns Magen und Darm Probleme bereiten – der Darm versetzt das Gehirn dann in Alarmbereitschaft. Die meisten Botschaften erteilt der Darm dem Gehirn und nicht umgekehrt: Etwa 90 Prozent der Signale werden über eine Art Funkantenne von unten nach oben gesendet – über die Darm-Hirn-Achse.

Der menschliche Verdauungstrakt besteht aus 100 Millionen Nervenzellen, die gemeinsam das »enterische Nervensystem« bilden.

Gehirn und Darm existieren demnach nicht isoliert voneinander, sondern sie tauschen sich direkt miteinander aus. Möglich macht das unter anderem der Vagusnerv – unser zehnter Gehirnnerv. Sein Hauptast schlängelt sich vom Gehirn ausgehend an der Speiseröhre entlang in den Bauchraum. Er stellt eine direkte neuronale Verbindung zwischen Darm und Gehirn dar – wie eine WLAN-Verbindung in beide Richtungen.

Die besondere Verbindung, die zwischen Darm und Gehirn besteht, lässt auf eine traute Zweisamkeit schließen. In Wirklichkeit erfolgt der Kommunikationsaustausch über ein reges Gruppenkuscheln. Mit an Bord ist unsere billionenstarke Mikrobengesellschaft. Die eifrigen mikrobiellen Mitbewohner produzieren eine ganze Reihe an Botenstoffen wie Acetylcholin, Adrenalin, Dopamin, GABA, Histamin, Melatonin und Serotonin.

Apropos Serotonin: 90 Prozent des Glückshormons werden in unserem Bauch gebildet. Das Milchsäurebakterium *Bacillus infantis* schickt beispielsweise den Vorläufer Tryptophan ins Rennen. Andere Mikroben regen die Zellen in der Darmwand dazu an, Serotonin zu produzieren. Alle Signalstoffe werden über die Darm-Hirn-Achse an das zentrale Nervensystem weitergegeben. Unser Darm kann uns somit glücklich oder traurig, aktiv oder lustlos werden lassen – er steuert unsere Gefühle wie ein zweites Gehirn.

Leaky Gut: der »löchrige Darm« und seine Auswirkungen

Der Begriff *Leaky Gut* kommt aus dem Englischen und bedeutet durchlässiger Darm. Zugegeben, das klingt schräg! Gibt es denn so etwas überhaupt? Einen Darm mit Löchern? Ähnlich einem porösen Rohr, welches den Keller mit Abwasser überflutet?

Sehen wir uns die Sache doch einmal genauer an: Die menschliche Darmwand umfasst eine Fläche von etwa 300 bis 500 Quadratmetern und stellt somit die größte Kontaktfläche zwischen dem Körper und der Außenwelt dar. In ihrer Doppelfunktion muss die Darmwand einerseits Nährstoffe und Flüssigkeit aus dem Darminneren in den Blutkreislauf lassen. Andererseits steht sie auch vor der Aufgabe, schädlichen Fremdsubstanzen den Weg zu versperren.

Die Darmwandzellen sind über Verschlussleisten miteinander verbunden – die *Tight Junctions*. Diese Grenzposten kontrollieren den Stoffdurchfluss und verhindern, dass Fremdstoffe in den Blutkreislauf gelangen. Vereinfacht gesagt können sie sich öffnen und schließen – wie ein Klettverschluss. Normalerweise machen *Tight Junctions* einen guten Job. Beim *Leaky-Gut*-Syndrom werden sie jedoch nachlässig – es kommt zu einer Fehlfunktion. Das hat Folgen: Pathogene, Toxine und andere Unruhestifter können die Darmwand unkontrolliert passieren. Als Verursacher eines durchlässigen Darms kommen bakterielle Erreger, Pilze und Parasiten ebenso infrage wie Medikamente und natürlich der Lebensstil. Oft sind es mehrere Faktoren, die an seiner Entstehung mitwirken.

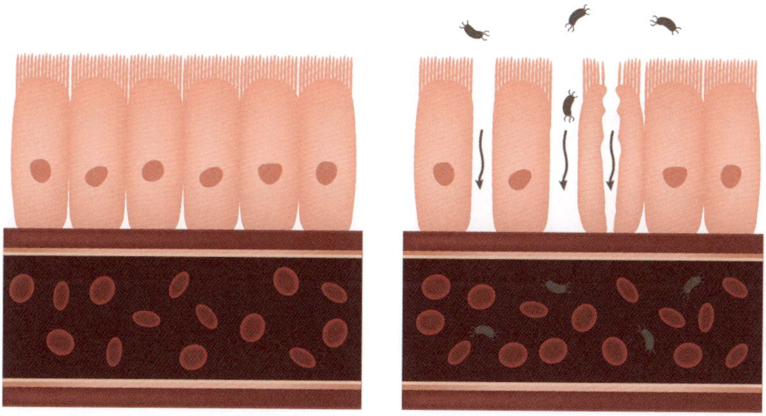

normale und stabile *Tight Junction* — beschädigte und durchlässige *Tight Junction*

Unsere Darmbarriere muss unerwünschten Stoffen den Weg versperren. Beim Leaky Gut (rechte Abbildung) ist der Darm durchlässiger für Fieslinge, als er sein sollte.

Die (selektive) Darmbarriere – Dreifachschutz nach Maß

Unsere Darmwand ist nicht dicht verschlossen wie eine Eisentür. Wäre dem so, müssten wichtige Nährstoffe vor verschlossener Türe stehen. Getrost draußen bleiben dürfen unerwünschte Substanzen wie Schadstoffe und Krankheitserreger. Um beides zu gewährleisten – also Zutritt und Verriegelung –, muss die Durchlässigkeit *(intestinale Permeabilität)* exakt reguliert sein. Das funktioniert über drei Schutzebenen.

Schutzebene 1: Darmflora *(intestinale Mikrobiota)*

Unzählige mikrobielle Freunde bilden die äußere Schicht der Darmbarriere. Die hier ansässigen Mikroorganismen verdrängen unerwünschte Keime und halten das Immunsystem auf Trab.

Schutzebene 2: Darmschleimhaut *(intestinale Mukosa)*

Die Darmschleimhaut versorgt den Körper nicht nur mit lebensnotwendigen Substanzen, sie fungiert auch als Schutzwall. Zusätzlich hält eine chemische Barriere Infektionserreger auf Abstand. Ein wichtiger Teil dieser Abwehrpatrouille sind Defensine – körpereigene Antibiotika.

In einer gesunden Darmschleimhaut liegen die Zellen dicht beieinander. Miteinander verhakt sind sie durch spezielle Verbindungsproteine – die *Tight Junctions*. Als Leibwächter der Darmwand entscheiden diese darüber, welche Stoffe Zugang zum Darm erhalten und welche nicht.

Schutzebene 3: Darmassoziiertes Immunsystem

Im Inneren der Darmwand befindet sich eine Vielzahl an Immunzellen. Diese Abwehrtrupps entfalten ihre Wirkung entweder direkt vor Ort oder sie gelangen über Blut und Lymphe an ihren Einsatzort.

Alarm im Darm

Treten nun unerwünschte Substanzen durch die Darmwand in den Blutkreislauf über, so wird das Immunsystem in helle Aufregung versetzt. Verständlicherweise ist es bestrebt, den Eindringlingen schnellstens den Garaus zu machen. Dazu werden Killerzellen aktiviert. Vor allem sind es B-Zellen und T-Zellen, die Fieslinge an oberster Front bekämpfen. Das tun sie mit Erfolg. Jedoch gibt es einen Haken bei der Sache: Aus dem Zusammenspiel zwischen überschießender Immunreaktion und schädlichen Stoffen können sich chronische Entzündungen entwickeln.

Eine nicht gelöschte kleine Flamme verursacht mit der Zeit einen großflächigen Brand. Gerät dieser außer Kontrolle, ist der Schaden groß. Nichts anderes geschieht beim *Leaky Gut*: Die Verdauung nimmt Einfluss auf nahezu alle Funktionskreisläufe des Körpers. Eine gestörte Darmbarriere kann so das gesamte biologische Gleichgewicht durcheinanderbringen. Neben Symptomen, die eindeutig dem Magen-Darm-Trakt zuzuordnen sind, können auch solche mit unspezifischem Charakter auftreten. Typischerweise klagen Betroffene mit geschädigter Darmbarriere häufig über nachlassende Leistungsfähigkeit, Müdigkeit und depressive Verstimmungen.

Und noch ein weiteres Problem tut sich auf: Der entzündliche »Dauerbrand« kann dazu führen, dass sich das Immunsystem umprogrammiert und in der Folge vermehrt gegen körpereigenes Gewebe richtet. Neben Entzündungsbotenstoffen werden bei der Immunabwehr auch Antikörper ausgeschüttet. Diese sind durch die beständige physiologische Notlage irritiert. Folglich greifen sie irrtümlich auch gesunde Zellen an - es kommt zu einer Autoimmunreaktion.

An sich ist *Leaky Gut* keine chronische oder Autoimmunerkrankung, sie tritt aber oft in Verbindung mit diesen auf oder begünstigt deren Entstehung.

Mögliche Symptome	Krankheiten, die in Zusammenhang mit *Leaky Gut* stehen können	Mögliche Ursachen
• Verstopfungen und Durchfall • Blähungen • Diffuse Bauchschmerzen • Müdigkeit und Abgeschlagenheit • Leistungsabfall • Konzentrationsprobleme • Stimmungsschwankungen bis hin zur Depression • Kopfschmerzen • Muskel- und Gelenkschmerzen • Hautprobleme	• Autoimmunkrankheiten, z. B. Typ-I-Diabetes, *Morbus Crohn*, *Colitis ulcerosa* und *Hashimoto-Thyreoiditis* • Allergien • *Adipositas* und metabolisches Syndrom mit Insulinresistenz	• Häufige Einnahme von Medikamenten (z. B. Antibiotika, Schmerzmittel, Kortison) • Nahrungsmittelunverträglichkeiten und Allergien • Bestimmte Nahrungsbestandteile (z. B. Gluten, Konservierungsmittel, Aromastoffe) • Ungünstiges Ernährungsverhalten (viel Zucker, Weißmehl und Alkohol) • Anhaltender Stress • Genetische Veranlagung

2

Wenn Botenstoffe aus der Reihe tanzen

Auswirkungen auf Körper und Psyche

Glück ist, wenn alle Botenstoffe miteinander tanzen – und zwar nicht irgendwie, sondern unter Einhaltung einer bestimmten Choreografie. Soll unser Körper im Gleichgewicht bleiben, müssen sich alle Tanzpartner an die vorgesehenen Schritte halten. Wenn man bedenkt, wie viele Showstars auf der Bühne stehen, so wird schnell eines klar: Das ist eine anspruchsvolle Aufgabe! Im zweiten Kapitel erfahren wir, was passiert, wenn einer der Bühnenkünstler beschließt, einen Freestyle zu entwickeln.

Cortisolmangel: »Ich fühle mich erschöpft ohne Ende.«

Säbelzahntiger, Mammuts und kriegerische Stämme - unsere Vorfahren hatten es echt nicht leicht. Akute Stressreaktionen auf Bedrohungen aller Art waren für ihr Überleben unerlässlich. Abhauen oder draufhauen standen zur Auswahl, wenn die Stresshormone signalisierten: »Hoppla, diese Situation ist jetzt wirklich nicht so günstig.«

Die Säbelzahntiger der heutigen Zeit sind anderer Natur - die meisten Auslöser für Ängste und Stress sind viel subtiler: Eine bevorstehende Prüfung, Unsicherheiten im Job, finanzielle Probleme - das alles kann an unserer Substanz nagen.

Unser Körper macht zwischen den einzelnen Stressoren keinen Unterschied - die physiologischen und psychologischen Reaktionen sind heute die gleichen wie vor Zehntausenden von Jahren. Hin und wieder unter Strom zu stehen, steckt unser Organismus locker weg - vorausgesetzt, der Alarmzustand ist zeitlich begrenzt und auf die Anspannung folgt eine Entspannung.

Was aber passiert, wenn der Säbelzahntiger täglich vor der Tür steht? Sorgen, Zeitdruck und Grübeleien bringen besonders ein Organ zur Verzweiflung: die Nebennieren. Chronischer Stress kann sie erschöpfen. Das ist nichts, das aus heiterem Himmel kommt. Vielmehr handelt es sich um einen Prozess, bei dem das Hormon Cortisol eine Hauptrolle spielt.

Man kann sich die Nebenniere wie den Akku unseres Körpers vorstellen. Unsere Stresshormone sind der Strom, sie geben uns Antrieb. Jede Stressphase verlangt den Nebennieren einiges an Arbeitseinsatz ab - sie müssen sich vor allem auf die Herstellung von Cortisol konzentrieren. Dauert die Belastungssituation an, wird die Cortisol-Maschinerie auf ein höheres Level geschaltet: Es wird immer mehr und mehr Cortisol produziert.

Wie alle anderen Organe halten auch die Nebennieren einer Dauerbelastung nicht stand. Früher oder später muss der Schalter für die Cortisolproduktion wieder zurückgedreht werden. Unglücklicherweise erfolgt diese Rückregulation nicht um eine, sondern gleich um mehrere Stufen - es kommt zu einem Cortisolmangel. Wir erinnern uns: Gelangt kein Strom in den Akku, kann dieser nicht aufgeladen werden. Logisch! Und genauso fühlen sich Menschen, deren Nebenniere in ihrer Funktionalität eingeschränkt ist: ausgelaugt und leer.

Die drei Phasen der Nebennierenschwäche

1. Die Überkompensationsphase

Zu Beginn lässt sich die Nebenniere ihre Verzweiflung noch nicht anmerken. Ganz im Gegenteil: Sie rackert sich ab und produziert Cortisol im Übermaß. Das bedeutet aber keineswegs, dass wir uns fit und ausgeglichen fühlen. Bereits in diesem Stadium können erste Erschöpfungssymptome und Stimmungsschwankungen auftreten. Charakteristisch für diese Phase sind auch innere Unruhe und eine nachlassende psychische Belastbarkeit. Auch Schlafstörungen kommen häufig vor – sie lassen sich darauf zurückzuführen, dass auch die nächtliche Cortisolproduktion gesteigert ist.

2. Die Ermüdungsphase

Hält Phase zwei zu lange an, beginnen die Nebennieren zu schwächeln. Die Hormonkonzentrationen nehmen stetig ab – häufig ist vor allem der morgendliche Cortisolwert erniedrigt. Also genau andersherum, wie er im Rahmen eines normalen Tagesrhythmus sein sollte. In dieser Phase entwickeln sich oft noch weitere hormonelle Störungen wie ein Progesteronmangel. Auch die Schilddrüse kann in Mitleidenschaft gezogen werden. Sie springt ein, wenn es der Nebenniere nicht gut geht und versucht, die verzwickte Lage durch vermehrte Produktion von Schilddrüsenhormonen zu kompensieren. Ein solidarischer Akt, der die Schilddrüse auf Dauer jedoch überfordert – eine Schilddrüsenunterfunktion *(Hypothyreose)* kann die Folge sein.

3. Die Erschöpfungsphase

Die Nebennieren sind völlig ausgelaugt. Zwar versuchen sie, noch ein paar Hormone zu produzieren, es sind aber zu wenige, um den Körper in Balance zu halten. Geschwächte Nebennieren, die trotz Erschöpfung arbeiten, sind wie ein Auto, bei dem man wiederholt die Zündung dreht – obwohl seine Batterie längst leer ist. In dieser Phase geht meist gar nichts mehr – selbst kleine Dinge erscheinen schwer und Hürden unüberwindbar.

Achtung: Nebennierenschwäche versus Nebennierenrindeninsuffizienz

Eine Nebennierenschwäche muss von der pathologischen Nebennierenrindeninsuffizienz mit manifestem Mangel an Cortisol im Blut und komplettem Funktionsverlust abgegrenzt werden – dem *Morbus Addison*. Im Gegensatz zur Addison-Krankheit ist die Nebennierenschwäche eine rein funktionelle Störung. Das bedeutet: Die Hormonproduktion ist eingeschränkt, aber nicht komplett lahmgelegt.

Für alle Checklisten gilt: Sie sollen bei der Identifizierung eines möglichen Ungleichgewichts helfen. Sie dienen aber nur der groben Orientierung – nicht alle Punkte müssen zutreffen.

Checkliste: Nebennierenschwäche

- Ich bin ständig müde – auch durch Schlaf verbessert sich diese Müdigkeit nicht.
- Ich werde in der Nacht häufig munter – vor allem in der Zeit zwischen zwei und vier Uhr.
- Ich komme morgens einfach nicht in die Gänge.
- Ich komme oft erst am Abend in Schwung.
- Meine Konzentration ist schlechter geworden.
- Ich fühle mich häufig wie benebelt.
- Manchmal verliere ich den Faden bei dem, was ich tue.
- Ich kann mich kaum zu Freizeitaktivitäten aufraffen.
- Was mir früher Freude bereitet hat, ist jetzt nur mehr eine Last für mich.
- Nach Stresssituationen muss ich mich ausruhen.
- Alles erscheint mir irgendwie sinnlos.
- Ich habe keine Lust auf Sex.
- Ich bin schnell gereizt.
- Ich kann nicht gut mit Stress umgehen.
- Ich zittere und bin nervös, wenn ich unter Druck stehe.
- Ich leide unter wiederkehrenden Atemwegsinfektionen.
- Generell bin ich oft krank.
- Ich habe großes Verlangen nach Kaffee und koffeinhaltigen Getränken.
- Ich habe ein Verlangen nach Salz und salzhaltigen Lebensmitteln.
- Mir wird beim Aufstehen rasch schwindelig.
- Meine Muskeln fühlen sich schwach an.

DHEA-Mangel: »Ich bin nicht mehr so leistungsfähig.«

Wenn wir älter werden, verändert sich auch unser Stoffwechsel. Nahezu alle Körpervorgänge schalten von Vollbetrieb auf Sparmodus um - auch die endogene Produktion von DHEA lässt nach. Die Konzentration dieses Hormons ist bei 25-Jährigen am höchsten. Spätestens um das 50. Lebensjahr hat sich der DHEA-Spiegel meist halbiert. Bei über 70-Jährigen können vielfach nur noch 20 Prozent des Ausgangswertes junger Erwachsener gemessen werden. Das ist ein normaler physiologi-

Checkliste: DHEA-Mangel

- Meine Haare wirken trocken und platt.
- Mein Gesicht wirkt angespannt.
- Meine Haut fühlt sich trocken und dünn an.
- Meine Augen wirken glanzlos und trüb.
- Meine Scham- und Achselbehaarung ist spärlich.
- Ich neige zu Gewichtszunahme, besonders am Bauch.
- Ich neige zu Cellulitis.
- Ich neige zu blauen Flecken.
- Mein Immunsystem ist schwach.
- Ich habe Kreislaufprobleme.
- Meine Leistungsfähigkeit ist eingeschränkt.
- Ich habe Probleme beim Treppensteigen.
- Meine Muskelkraft hat nachgelassen.
- Meine Ausdauer ist eingeschränkt.
- Ich neige zu Entzündungen.
- Ich habe kein Verlangen nach Sex.
- Ich fühle mich unsicher.
- Ich komme nicht gut mit Stress zurecht.
- Ich bin generell ängstlich.
- Ich bin oft traurig.
- Ich neige zu Depressionen.

scher Vorgang, der klarerweise aber auch spürbar ist: DHEA greift direkt an den Energiekraftwerken unseres Körpers ein – an den Mitochondrien. Mangelt es uns an diesem »Jugendhormon«, sind wir im Alltag weniger belastungsfähig – ja mitunter sogar chronisch erschöpft.

Stress lass nach

Neben dem Alter kommen noch andere Ursachen für niedrige DHEA-Spiegel infrage: Bei Nebennierenschwäche und Nebennierenrindeninsuffizienz sowie bei Autoimmunerkrankungen, unter Immunsuppression und bei chronischen Intensivpatienten sind die DHEA-Serum-Konzentrationen ebenfalls erniedrigt. Auch Raucher oder Ex-Raucher haben häufig relativ wenig DHEA im Blut. Vor allem aber wird der DHEA-Haushalt durch einen Faktor empfindlich gestört: durch Stress. Chronischer Stress äußert sich häufig in einem deutlichen Abfall der männlichen Hormone. Neben Testosteron kann eben auch DHEA davon betroffen sein. DHEA ist ein Hormon der Nebennierenrinden – die Nebennieren sind unser Stressorgan. Wenn wir überlastet sind, produzieren sie vermehrt Cortisol. Dieser Überschuss drückt wiederum das DHEA.

Estrogene aus dem Gleichgewicht: »Ich fühle mich allem ausgeliefert.«

Frau kennt es: Um den Eisprung herum ist das Energielevel hoch, die sexuelle Lust steigt – die perfekte Zeit, um Bäume auszureißen. Etwa eine Woche danach, wenn das Estradiol allmählich in den Keller rasselt, ist von diesem Stimmungshoch so rein gar nichts mehr zu spüren. Kurz vor und beim Einsetzen der Blutung erreicht der Estradiolspiegel seinen Tiefstand – die gute Laune ist dahin. Fest steht: Estrogene beeinflussen das psychische Befinden.

Achterbahnfahrten, die zu Tränen rühren

Das Leben von Frauen ist durch zahlreiche hormonelle Umstellungen geprägt – Estrogene erleben so ihre Höhen und Tiefen. Gerade in hormonellen Umbruchphasen können vermehrt emotionale Labilität und depressive Symptome auftreten. Mit Eintritt in die Pubertät tritt das Estradiol bei Mädchen erste Höhenflüge an. Im Klimakterium erreicht die Frau eine Phase, die von unregelmäßigen Zyklen und starken Schwankungen der physiologischen Estrogenproduktion geprägt ist – diese kann sich über mehrere Jahre erstrecken. In Zeiten von Schwangerschaften steigen die Estrogenspiegel gar auf das Hundertfache der Norm an, um dann mit der Geburt innerhalb weniger Tage auf subnormale - sprich »unterdurchschnittliche« - Werte abzufallen.

Die Fluktuation des Hormonspiegels gleicht einem schwankenden Boot auf hoher See. Je stärker der Kahn hin und her wackelt, desto schwieriger ist es, das Gleichgewicht zu wahren. Anders formuliert heißt das: Hormonelle Achterbahnfahrten begünstigen seelische Disbalancen.

Estrogene und Psychosen

Ein plötzlicher Estrogenentzug - etwa nach einer Fehl- oder Totgeburt - kann kurze und reversible Psychosen auslösen. Als ebenso kritisch erweist sich das abrupte Absetzen einer postmenopausalen Estrogensubstitution. Besondere Aufmerksamkeit ist auch bei Schwangeren mit schizophrener Psychose geboten. Nach der Entbindung steigt deren Risiko für einen akuten Schub auf das bis zu Zwanzigfache an.[1] Umgekehrt bessern sich bei Frauen mit Schizophrenie häufig die Symptome während der Schwangerschaft - also dann, wenn die Estrogenwerte besonders hoch sind.

Checkliste: Estradiolmangel

- Meine Haut ist sehr trocken.
- Ich habe brüchige Nägel.
- Ich habe Haarausfall.
- Ich habe vermehrte Gesichtsbehaarung.
- Ich habe häufig Schweißausbrüche.
- Ich habe Hitzewallungen.
- Meine Zyklen sind unregelmäßig.
- Ich habe Schmierblutungen.
- Meine Blutung dauert sehr lange.
- Ich habe häufig Kopfschmerzen, besonders während der Blutung.
- Ich leide unter Herzstechen oder -stolpern.
- Ich habe wenig Lust auf Sex.
- Ich fühle mich oft erschöpft.
- Ich leide unter Schlafstörungen.
- Ich leide unter depressiven Verstimmungen.

Checkliste: Estriolmangel

- Meine Vaginalschleimhaut ist trocken und empfindlich.
- Meine Augen sind trocken und gereizt.
- Ich habe häufig Blasenentzündungen.
- Ich habe häufig Nasennebenhöhlenentzündungen.
- Ich habe Gelenkschmerzen, besonders an den Fingern.
- Ich kann mich schlecht abgrenzen.
- Ich schlafe nicht gut.

Checkliste: Estrogendominanz

- Ich leide unter Libidomangel.
- Ich neige zu Wassereinlagerungen.
- Ich neige zu Allergien.
- Ich habe eine Schilddrüsenunterfunktion.
- Ich nehme leicht an Gewicht zu.
- Ich breche oft in Tränen aus.
- Ich bin oft sehr gereizt.
- Ich habe Ein- und Durchschlafstörungen.

Frauen

- Ich leide unter dem prämenstruellen Syndrom (PMS).
- Mein Kinderwunsch erfüllt sich nicht beziehungsweise ich werde nicht schwanger.
- Meine Blutungen sind sehr stark.
- Ich habe häufig Eierstockzysten.
- Ich leide unter Endometriose.
- Ich habe Brustkrebs.

Männer

- Ich leide an erektiler Dysfunktion.
- Meine Partnerin wird nicht schwanger (reduzierte Spermienreifung).
- Ich habe ein »Bierbäuchlein«.

Progesteronmangel: »Ich bin reizbar, nervös und ängstlich.«

Wussten Sie, dass Progesteron früher als Anästhetikum bei Operationen eingesetzt wurde? Das Hormon sorgt vor allem für eines: für Entspannung. Progesteron wirkt antidepressiv, beruhigend, angstlösend und trägt zu einer verbesserten Stressverarbeitung bei.

Mangelt es uns an diesem Chill-out-Hormon, können vermehrt Schlafstörungen, Angst- und Panikerkrankungen auftreten. Sehr häufig gehen ein unerfüllter Kinderwunsch, Zyklusstörungen und PMS auf das Konto eines Progesteronmangels. In vielen Fällen wird als Auslöser der postpartalen Depression eine nachgeburtliche Erschöpfung vermutet. Allerdings können hier viele Faktoren eine Rolle spielen: beispielsweise eine Unterfunktion der Schilddrüse, Eisenmangel oder eben hormonelle Veränderungen. In manchen Fällen sind postpartale Antriebs- und Freudlosigkeit, Schlafstörungen bis hin zu aggressiven Zwangsgedanken einem Progesteronmangel zuzuschreiben.

Übrigens: Auch Männer können unter einem Zuwenig an Progesteron leiden. Bei ihnen kann sich der Hormonmangel negativ auf die Stimmung und Verdauung auswirken oder zu Ödemen, Gewichtszunahme und Kopfschmerzen führen.

Ein Progesteronmangel kommt nicht immer allein

Progesteron ist der Gegenspieler zu Estradiol. Damit das Relax-Hormon diese Funktion erfüllen und ein Zuviel an Estradiol ausbalancieren kann, ist ein ausreichend hoher Progesteronspiegel erforderlich. Steht im Verhältnis zu Progesteron jedoch mehr Estradiol zur Verfügung, wird Letzteres zum Diktator. Estradiol bekommt die Oberhand im hormonellen Regelkreis – eine Estrogendominanz ist die Folge.

Das Verhältnis macht's!

Das optimale Verhältnis von Estradiol zu Progesteron im Speichel liegt ...

- bei Frauen mit bestehendem Zyklus: bei circa 1 zu 100
- bei Frauen in der Menopause: bei circa 1 zu 70

Checkliste: Progesteronmangel

- Ich habe Schwierigkeiten einzuschlafen.
- Ich leide unter Durchschlafstörungen.
- Ich habe Herzklopfen oder Herzrasen – besonders nachts.
- Ich leide unter Launenhaftigkeit.
- Meine Stimmung wechselt rasch.
- Ich leide unter diffusen Ängsten.
- Ich neige zu Panikattacken.
- Ich neige zu Überreaktionen – generell bin ich sehr gereizt.
- Ich kann mich schlecht konzentrieren.
- Manchmal habe ich Weinkrämpfe.
- Ich hatte schon einmal Selbstmordgedanken.
- Ich neige zu Gewichtszunahme – besonders am Bauch.
- Ich bemerke allgemein Wasseransammlungen.
- Ich bekomme leicht blaue Flecken.

Frauen

- Ich leide unter dem prämenstruellen Syndrom.
- Vor der Blutung sind meine Brüste angespannt, geschwollen und sehr empfindlich.
- Ich habe lange beziehungsweise schmerzhafte Blutungen.
- Ich kann nicht beziehungsweise ich konnte nicht schwanger werden.
- Ich hatte Fehlgeburten.
- Ich habe Kopfschmerzen, die zyklusabhängig auftreten.
- Ich habe Endometriose.
- Ich bekomme leicht Zysten oder Myome.

Männer

- Ich habe Prostatabeschwerden.
- Ich leide an erektiler Dysfunktion.

Testosteronmangel: »Ich fühle mich stressanfällig und wertlos.«

Testosteron gibt Kraft und Durchsetzungsvermögen, es sorgt für eine gesunde Libido und Potenz und lässt die Muskeln sprießen. Kurzum: Das Hormon verleiht uns Lebenskraft. Mangelt es uns an diesem Botenstoff, so schwinden unsere Leistungsfähigkeit und unser Selbstwertgefühl.

Bei Männern nimmt der Testosteronspiegel ab dem 40. Lebensjahr jährlich um etwa ein bis zwei Prozent ab - das ist völlig normal und kein Grund zur Beunruhigung. Die Abnahme der Hormonproduktion kann so geringfügig sein, dass der Spiegel dennoch im Normbereich bleibt. Bei einigen Männern kommt es im Laufe der Jahre - meist ab dem 50. Lebensjahr - jedoch zu so niedrigen Werten, dass Libido, Antrieb und Stimmung darunter leiden. Dieser altersbedingte Testosteronmangel wird auch als partielles Androgendefizit (PADAM, partielles Androgendefizit des alternden Mannes) oder als Altershypogonadismus bezeichnet.

Kein Altherrenthema

Es stimmt schon: Die Wahrscheinlichkeit, einen Testosteronmangel zu erleiden, steigt mit zunehmenden Jahren. Dennoch ist dieser kein ausschließliches »Altherrenthema«. Auch jüngere Männer können zu wenig Testosteron in ihrem Körper produzieren. Dauerbelastungen am Arbeitsplatz, familiäre Probleme oder auch psychische Erkrankungen beeinflussen die Testosteronbildung negativ. Wie in einem Teufelskreis werden diese Leiden durch den Mangel noch verstärkt: Denn ein niedriger Testosteronspiegel geht mit einer geringen Stresstoleranz, Hoffnungslosigkeit und Selbstwertdefiziten einher.

Frauen leiden auch

Testosteronmangel ist längst keine reine Männersache - auch Frauen können davon betroffen sein. Die Serumlevel sind im weiblichen Körper zwar lebenslang deutlich niedriger als bei Männern. Sind die Werte aber zu niedrig, hat das eklatante Auswirkungen auf das Wohlbefinden von Frauen. Stressinkontinenz, verringerte Lust auf Sex, Müdigkeit und Kraftlosigkeit bis hin zu Depressionen können Anzeichen eines Mangels sein.

Checkliste: Testosteronmangel

- Ich bin leicht gereizt.
- Ich reagiere schnell aggressiv.
- Ich bin mit allem unzufrieden.
- Ich leide unter einem mangelnden Selbstwertgefühl.
- Ich neige zu Unentschlossenheit und kann mich schwer festlegen.
- Meine Stresstoleranz ist niedrig.
- Ich habe Depressionen.
- Ich bin ständig müde.
- Mir fehlt der Antrieb.
- Meine körperliche Leistungsfähigkeit ist eingeschränkt.
- Mein Gedächtnis ist schwach.
- Ich habe keine Lust auf Sex.
- Ich leide unter Hitzewallungen und Schweißausbrüchen.
- Ich habe Symptome des metabolischen Syndroms (Diabetes Typ 2, Bluthochdruck, hohes LDL-Cholesterin).
- Ich habe Gelenkschmerzen, die sich nicht durch Arthrose erklären lassen.
- Ich leide unter Harninkontinenz.
- Ich neige zu verstärktem Bauchfettansatz (bei Männern: »Bierbäuchlein«).

Männer

- Ich habe Potenzstörungen.
- Ich habe Probleme mit der Prostata.
- Meine Bart- und Brusthaare sind vermindert.

Schilddrüsen-Disbalancen: »Ich bin nicht in meiner Mitte.«

So klein die Schilddrüse auch sein mag, so groß ist doch ihr Einfluss auf den Körper. Das schmetterlingsförmige Organ produziert wichtige Hormone, die den gesamten Stoffwechsel beeinflussen. Funktioniert diese Hormonschaltstelle nicht mehr richtig, geraten sämtliche Stoffwechselprozesse aus dem Gleichgewicht: Eine Schilddrüsenfunktionsstörung mit einer Über- oder Unterfunktion kann unser ganzes Leben auf den Kopf stellen.

Zu wenig

Die Schilddrüse stellt eine Art Kraftwerk für unseren Körper dar. Wenn in einer Stromerzeugungsanlage eine Betriebsstörung auftritt, dann ist es nicht urplötzlich stockfinster. Durch ein oder mehrere Notstromaggregate kann die Aufrechterhaltung der elektrischen Energieversorgung sichergestellt werden - zumindest eine Zeit lang. Auch unser Körper lässt es sich zu Beginn kaum anmerken, wenn zu wenige Schilddrüsenhormone gebildet werden. Bei den meisten Menschen entwickelt sich die Erkrankung schleichend. Symptome sind anfangs oft nur schwach ausgeprägt - sehr häufig handelt es sich dabei um unspezifische Beschwerden. Manche Betroffene kommen schlechter in die Gänge, sind unkonzentriert und haben brüchige Haare und Nägel. Andere brechen scheinbar grundlos in Tränen aus und können sich ihren Zustand nicht erklären. Gerade bei Frauen in der Lebensmitte werden die auftretenden Stimmungsschwankungen oft fälschlicherweise auf die Wechseljahre zurückgeführt und dadurch zu spät behandelt.

TSH	FT4	FT3	Mögliche Folgen
erhöht	normal / niedrig	normal / niedrig	Unterfunktion
normal / erhöht	erniedrigt	erniedrigt	Hashimoto
normal / niedrig	normal / erhöht	normal / erhöht	Überfunktion
niedrig	normal / erhöht	erhöht	Basedow
niedrig	niedrig	niedrig	Hypophysenunterfunktion
normal	normal	niedrig	Umwandlungsstörung (Selen, Q10)
normal	erniedrigt	normal	leichte Unterfunktion, Jodmangel

Krankheitsbilder der Schilddrüse – häufige Konstellationen

Bei der Bestimmung der Schilddrüsenhormone ist es besonders wichtig, zusätzlich zum *Thyreoidea*-stimulierenden Hormon (TSH) auch das freie Tetrajodthyronin (FT4) und das freie Trijodthyronin (FT3) mitzubestimmen. Diese Parameter sind unerlässlich, um die tatsächliche Funktion der Schilddrüse einschätzen zu können.

Zu viel

Umgekehrt kann eine Schilddrüsenüberfunktion den Stoffwechsel hochdrehen. Befinden sich zu viele Hormone im Regelkreis, fällt es Betroffenen schwer, sich zu entspannen. Sie schwitzen schnell, neigen zu Herzrasen und Vorhofflimmern und haben Schlafstörungen. Auch Nervosität, Aggressivität und Schreckhaftigkeit können eine Folge der Hormonüberproduktion sein. Im schlimmsten Fall tritt zusätzlich eine Psychose auf. Bei starken Stimmungsschwankungen und weiteren Symptomen, die sich nur schwer zuordnen lassen, sollte deshalb immer auch die Schilddrüse als Auslöser in Betracht gezogen werden.

Checkliste: Schilddrüsenunterfunktion

- Ich friere leicht.
- Ich habe eine heisere und tiefe Stimme.
- Ich leide unter Nachtblindheit.
- Meine Haut und meine Haare sind trocken.
- Meine Nägel sind spröde.
- Ich leide unter Antriebslosigkeit.
- Ich bin oft müde.
- Manchmal bin ich regelrecht apathisch.
- Ich leide unter Blutarmut.
- Manchmal ist mein Gesicht geschwollen – besonders an den Augen.
- Ich habe keinen Appetit.
- Ich neige zu Gewichtszunahme.
- Ich neige zu Verstopfung.
- Mein Blutdruck ist niedrig.
- Ich habe eine Gedächtnisschwäche.
- Ich habe Konzentrationsprobleme.
- Ich leide unter Depressionen.

Checkliste: Schilddrüsenüberfunktion

- Ich habe dünnes, fettiges Haar.
- Ich habe eine warme, feuchte Haut.
- Ich schwitze leicht.
- Ich habe einen hohen Blutdruck.
- Ich habe Herzrasen.
- Ich neige zu Kurzatmigkeit.
- Ich habe oft Durchfall.
- Ich habe an Gewicht verloren.
- Ich bin sehr empfindlich gegenüber Licht.
- Ich zittere leicht.
- Meine Muskeln sind oft angespannt.
- Ich habe Schlafstörungen.
- Ich bin oft ruhelos.
- Ich bin oft hektisch.
- Ich bin leicht gereizt.
- Ich reagiere oft aggressiv.
- Ich habe Zwangsgedanken.
- Ich habe Panikattacken.
- Ich bin sehr schreckhaft.
- Entspannen fällt mir schwer.

Auf und Ab

Eine Risikogruppe stellen Frauen nach der Geburt eines Kindes dar. Bei circa vier Prozent entwickelt sich durch die hormonellen Umstellungen nach der Entbindung eine *Postpartum-Thyreoiditis* (Entzündung der Schilddrüse nach der Geburt eines Kindes).[2] Dieses Krankheitsbild, das von Depressionen begleitet sein kann, ist durch erhöhte Schilddrüsenantikörperwerte und Funktionsstörungen der Schilddrüse charakterisiert. Die Produktion von Schilddrüsenhormonen unterliegt zudem saisonalen Schwankungen – so gibt es auch einen jahreszeitlichen Zusammenhang zwischen depressiven Störungen und der Funktion der Schilddrüse.

Melatoninmangel: »Ich kann nicht schlafen.«

Die Melatonin- und Serotoninproduktion gehen Hand in Hand. Ohne seinen Glückskollegen Serotonin wird das Schlafhormon erst gar nicht aktiv. Bestimmte Zellen in der Zirbeldrüse bauen Serotonin bei Dunkelheit zu Melatonin um.

Es ist kein Geheimnis: Unser Schlaf steht auf Kriegsfuß mit Stressbelastungen aller Art. Das hat einen biologischen Hintergrund. Lebensphasen, die uns emotional und körperlich in Aufruhr versetzen, lassen den Kontrahenten von Melatonin in Aktion treten - Cortisol. Als sein Gegenspieler hemmt es die Ausschüttung von Melatonin. Und: Das Stresshormon macht etwas, das man in der Nacht nun wirklich nicht brauchen kann. Es hält wach.

Hormon mit Altersschwäche

Während der Kindheit und im Jugendalter ist der Melatoninserumspiegel am höchsten. Bereits ab dem 20. Lebensjahr geht es kontinuierlich bergab - die Melatoninspiegel sinken. Zum Vergleich: Bei jungen Menschen steigt die Melatoninkonzentration im Laufe der Nacht um den Faktor 12 - bei älteren Menschen steigt sie hingegen nur noch um den Faktor 3.

Checkliste: Melatoninmangel

- Ich leide unter Schlaflosigkeit.
- Ich kann schlecht einschlafen.
- Ich werde in der Nacht häufig munter.
- Wenn ich in der Nacht aufwache, kann ich nicht mehr weiterschlafen.
- Ich werde bereits in den frühen Morgenstunden wach.
- Ich leide unter Tagesmüdigkeit.
- Ich fühle mich permanent erschöpft.
- Tagsüber fehlt mir der Antrieb.
- Meine Leistungsfähigkeit ist eingeschränkt.
- Ich leide unter Konzentrationsstörungen.
- Ich vergesse viel.
- Ich bin sehr gereizt.
- Ich leide unter Stimmungsschwankungen.
- Ich leide unter depressiven Verstimmungen.
- Ich habe Magen-Darm-Probleme.

Jetlag, Schichtarbeit und Medikamente

Genussmittel und -gifte vergraulen das Melatonin. Koffein und Alkohol oder Nikotin tragen dazu bei, dass die Bildung des Hormons gedrosselt wird. Gleiches passiert bei der Einnahme bestimmter Medikamente. Schlafmittel verändern beispielsweise die Schlafarchitektur und verringern den Tiefschlaf. Ebenso liegen Betablocker, ASS, Kortison, nicht-steroidale Antirheumatika und Benzodiazepine in Clinch mit Melatonin. Aber auch Schichtarbeit und Fernreisen wirbeln den Biorhythmus durcheinander und stören so den Melatoninhaushalt.

Serotoninmangel: »Ich fühle mich innerlich leer.«

Es ist das Glückshormon schlechthin: Serotonin reguliert unsere Stimmung und unseren Antrieb und vermittelt Wohlbefinden. Ein gestörtes Serotoningleichgewicht findet sich gehäuft bei Depressionen sowie bei Angst- und Zwangsstörungen. Ursachen dafür können beispielsweise Stress, genetische Dispositionen, frühkindliche Belastungen sowie Infektionen oder Autoimmunerkrankungen sein. Auch wenn der Körper zu wenig Vitamin B_6 und L-Tryptophan aufnimmt, ist das Gehirn nicht in der Lage, die Serotoninvorstufe 5-Hydroxytryptophan zu produzieren – der Körper kann Serotonin nicht aktivieren. In Folge fühlen wir uns niedergeschlagen, reizbar und ängstlich.

Die Sache mit den Antidepressiva

Es klingt so einfach: Serotoninmangel löst psychische Erkrankungen aus. Also erhöhen wir einfach den Serotoninspiegel im Blut und schon fühlen wir uns besser? Viele Antidepressiva aus der Gruppe der Serotonin-Wiederaufnahmehemmer (auch als SSRI oder *Selective Serotonin Reuptake Inhibitors* bekannt) sollen genau das bewirken. Unter »selektiv« versteht man, dass das Medikament ganz gezielt auf den Stoffwechsel wirkt. Durch SSRI soll die Konzentration des Botenstoffs im synaptischen Spalt, der sich zwischen zwei Nervenzellen befindet, erhöht werden. Serotonin soll optimal und lange wirken und die nachfolgenden Nervenzellen auf ihrem Weg bestmöglich erregen. Die Diskussion um die Wirksamkeit von Antidepressiva ist so alt wie die Medikamente selbst.

Nicht bei allen Menschen wirken sie, und bei der Hälfte derer, die eine Wirkung spüren, ist diese nur leicht. Auch die Ergebnisse von klinischen Studien lassen darauf schließen, dass der klinische Effekt von Antidepressiva zwar größer als null ist, sich im Durchschnitt aber nur schwach auf den Schweregrad von Depressionssymptomen auswirkt.[3]

Das heißt nicht, dass Antidepressiva gänzlich nutzlos sind. Sie haben sehr wohl psychoaktive Effekte. Manche Betroffene empfinden die sedierende oder emotional dämpfende Wirkung in der Bewältigung ihrer Depression als hilfreich. Gleichzeitig können SSRI aber auch innere Unruhe, Nervosität, Schlafstörungen und sexuelle Funktionsstörungen verursachen - das sind Nebenwirkungen, die sich klarerweise negativ auf die Depressionssymptomatik auswirken.

Sicher ist: Ob ein Antidepressivum Sinn macht oder nicht, hängt stark von der individuellen Situation der jeweiligen Person ab. Wie schwer ist die Depression, welche Vorerkrankungen bestehen, kommen Depressionen im Familienumfeld häufig vor? Bei schweren Depressionen kann die Anwendung berechtigt sein, sie muss aber immer in ein Gesamtkonzept mit Psychotherapie und psychosozialen Interventionen integriert sein.

Antidepressiva nach Maß?

Es ist nach wie vor Usus, Patienten mit der gleichen Diagnose mit demselben Medikament zu behandeln. Das Problem dabei ist: Nicht bei allen Menschen führt eine Standardtherapie zur Besserung der Beschwerden – manchmal geht eine Behandlung nach Schema F mit unangenehmen Nebenwirkungen einher. Das ist auch bei Antidepressiva nicht anders: Trotz normaler Wirkspiegel sprechen viele der Betroffenen nur unzureichend auf SSRI an. Ursache für die variable Wirksamkeit sind unter anderem genetische Unterschiede in Transport- sowie Rezeptorproteinen. Eine pharmakogenetische Laboruntersuchung, bei der bestimmte Biomarker im Blut und Harn bestimmt werden, kann hier Licht ins Dunkel bringen – sie ermöglicht es, individuell passende Medikamente in optimaler Dosierung zu finden.

Checkliste: Serotoninmangel

- Ich leide unter Stimmungsschwankungen.
- Ich bin depressiv.
- Ich leide unter einer Angststörung.
- Ich leide unter einer Zwangsstörung.
- Ich bin schnell gereizt.
- Ich reagiere oft ungewohnt aggressiv.
- Ich habe Konzentrationsprobleme.
- Es fällt mir schwer, einer Sache volle Aufmerksamkeit zu schenken.
- Ich bin ständig müde.
- Ich leide unter Magen-Darm-Beschwerden.
- Ich habe ein starkes Verlangen nach kohlenhydratreichen Lebensmitteln.
- Ich habe oft Heißhungerattacken.

Adrenalindominanz: »Ich gerate leicht in Panik.«

Ungesichert zwischen zwei Felsen auf einem Drahtseil balancieren oder auf 20 Meter hohen Riesenwellen surfen - Extremsportler gehen an ihre Grenzen und darüber hinaus. Sie brauchen den Nervenkitzel, den ihnen Adrenalin in einer actiongeladenen Situation verschafft.

Nun sind wir alle in gewissem Maße Adrenalinjunkies. Ohne den Kick würden wir unter Stress kaum funktionieren. Die Menge machts - wie meistens. Wird der Adrenalinrausch chronisch, hört der Spaß allerdings auf ...

Bei akutem Stress ist Adrenalin der erste Botenstoff, der kommt, und der letzte, der geht. Bei Menschen mit Adrenalindominanz zeigt er sich äußerst beharrlich - bei ihnen ist der Adrenalinspiegel dauerhaft erhöht. Steigt der Adrenalinspiegel, steigt auch der Blutzuckerspiegel. Und wann immer der Blutzucker erhöht ist, schüttet der Körper Insulin aus, um die Glukose in die Zellen zu schleusen - also dorthin, wo sie gebraucht wird. Klar, wir sind ja auf rasche Energie angewiesen, wenn uns eine Situation alles abverlangt.

ADHS – drei mögliche Formen der Adrenalindominanz

Dem amerikanischen Facharzt für innere Medizin Dr. Michael Platt zufolge liegt dem Aufmerksamkeitsdefizit-/Hyperaktivitätsstörung (ADHS) mit seinen typischen Symptomen eine Adrenalindominanz zugrunde. Platt unterscheidet zwischen einer typischen, einer kreativen und einer Mischform.

Bei der **typischen Form** von ADHS wirkt Adrenalin hauptsächlich als Hormon. Unter den Betroffenen finden sich unter anderem Typ-A-Persönlichkeiten und »Workaholics«. Diese Menschen sind körperlich aktiv – mitunter auch hyperaktiv – und intelligent, neigen jedoch zu Konzentrationsproblemen. Manche von ihnen trinken und rauchen zu viel und entwickeln Angststörungen. Ruhelosigkeit, die sich in Fingertrommeln und Fußwippen zeigt, kann ebenso auf einen hohen Adrenalinspiegel hindeuten wie ein unruhiger Schlaf, Zähneknirschen und ein nächtliches *Restless-Legs*-Syndrom (»unruhige Beine«).

Bei der **kreativen Form** von ADHS wirkt Adrenalin hauptsächlich als Neurotransmitter – sie geht mit einer gesteigerten Kreativität einher. Während die linke Gehirnhälfte für das logische, rationale Denken verantwortlich ist, ist die rechte für das kreative, intuitive und emotionale Denken zuständig. Bei der kreativen Form von ADHS dominiert die rechte Gehirnhälfte. Um den Zuckerspiegel im überaktiven Gehirn anzuheben, schütten Betroffene kontinuierlich Adrenalin aus, wodurch sie eine Vielzahl an Symptomen wie Zittern und Reizbarkeit bei Hunger entwickeln können. Oft bleibt die kreative Form von ADHS unbemerkt. Das ist der Tatsache geschuldet, dass sich die mentale Hyperaktivität im Allgemeinen nicht körperlich bemerkbar macht.

Bei der **Mischform** trifft beides zu. Es wird übermäßig viel Adrenalin als Neurotransmitter im Gehirn produziert. Gleichzeitig liegen erhöhte Spiegel des systemischen Hormons Adrenalin vor. Die Symptome sind oft schwerwiegender als bei den anderen beiden Formen. Menschen mit der Mischform von ADHS leiden häufig unter Angststörungen, Zwangsverhalten und Depressionen.

Um dem Adrenalinüberschuss therapeutisch entgegenzuwirken, setzt Dr. Platt vor allem auf bioidentisches Progesteron. (Sollten Sie einmal auf die Schreibweise »bioident« stoßen, so ist damit genau dasselbe gemeint wie mit »bioidentisch«.) Begleitend sollen Nahrungsergänzungen die Gehirnfunktion gezielt unterstützen.

Nur gibt es einen Haken bei der Sache: Muskel- oder Nervenzellen sind rasch mit Glukose gesättigt. Wird der restliche Zucker nicht abgebaut, landet er dort, wo er gänzlich fehl am Platz ist – nämlich in den Fettzellen. Man nimmt zu. Nicht nur Adrenalin selbst trägt zur Gewichtszunahme bei, sondern es stimuliert auch die Freisetzung von Cortisol, das – richtig – ebenfalls den Blutzuckerspiegel erhöht. Doch es kann auch das Gegenteil vorkommen: Untergewicht kann ebenfalls eine Folge eines Adrenalinüberschusses sein. Typische körperliche Begleiterscheinungen sind daneben auch Bluthochdruck und ein erhöhter Muskeltonus. Auch im Ruhezustand stehen die Muskeln unter Spannung – in steter Bereitschaft, vor Raubtieren die Flucht ergreifen zu können.

Adrenalindominanz versus Schilddrüsenüberfunktion

In ihrer Symptomatik ähnelt die Adrenalindominanz einer Schilddrüsenüberfunktion – beide Phänomene können daher leicht miteinander verwechselt werden. Sowohl hohe Adrenalinspiegel als auch eine überaktive Schilddrüse gehen mit Ruhelosigkeit, Nervosität, Herzklopfen und Schlafstörungen einher. Treten zusätzlich dazu Anzeichen wie Kälte der Hände, Füße und Nasenspitze auf, dann spricht das jedoch eher für eine Adrenalindominanz – und weniger für eine Schilddrüsenüberfunktion. Auch wenn sich die Panikgefühle vorwiegend in der Früh oder mitten in der Nacht einstellen, ist meist Adrenalin am Werk. Ebenso dann, wenn sich die Symptome kurzzeitig durch hohe sportliche Belastung oder nach dem Essen von großen Kohlenhydratmengen bessern.

Depressionen

Ein Luftballon, der zu stark aufgeblasen wird, platzt. Menschen, die keine Möglichkeit haben, Dampf abzulassen, werden krank. Ist das Stresslevel über längere Zeitspannen konstant hoch und findet die innere Spannung kein Ventil, so wirkt sich das unweigerlich auf die Psyche aus. Negative Energien stauen sich an. Bildhaft gesprochen explodieren Menschen nicht – vielmehr implodieren sie. Werden Emotionen wiederholt unterdrückt, können diese in Form von Depressionen zurück an die Oberfläche kommen.

Checkliste: Adrenalindominanz

- Manchmal überkommt mich ein plötzliches Panikgefühl.
- Ich bin häufig nervös.
- Ich bin oft unkonzentriert.
- Ich bin oft gereizt.
- Ich neige zu Wutausbrüchen.
- Meine Stimmung schwankt stark.
- Ich neige zu Depressionen.
- Ich fühle mich gleichzeitig erschöpft und ruhelos.
- Ich neige zu Suchterkrankungen oder Zwangsstörungen.
- Ich habe Schlafstörungen.
- Ich werde häufig zwischen 2:00 und 4:00 nachts munter.
- Ich bin übergewichtig.
- Mir fällt es schwer, abzunehmen.
- Meine Hände und Füße sind oft kalt.
- Meine Nasenspitze ist oft kalt.
- Mein Herz rast oft.
- Ich leide unter einem Reizdarmsyndrom.
- Ich leide unter Fibromyalgie.
- Ich habe häufig wiederkehrende Blasenentzündungen.
- Ich leide unter dem *Restless-Legs*-Syndrom.
- Nachdem ich Sport gemacht habe, geht es mir oft besser.
- Nach kohlenhydratreichen Mahlzeiten fühle ich mich besser.

Frauen

- Ich habe eine stark ausgeprägte Form von PMS.
- In der Schwangerschaft litt ich unter starker Übelkeit beziehungsweise Erbrechen – oft die ganze Schwangerschaft hindurch.

Angst

Adrenalin kann für eine ganze Reihe von Angstsymptomen verantwortlich sein: Unruhe, Nervosität und Schlaflosigkeit. Warum das so ist? Adrenalin aktiviert den Sympathikus. Wir erinnern uns: Wir stehen dadurch zum Kampf oder zur Flucht bereit. Wer sich im Kampf befindet, der hat unweigerlich Angst. Bleibt der Spannungszustand über einen längeren Zeitraum aufrecht, wird dieser Beklemmungszustand zur Normalität - über das Bewusstsein lässt sich dann gar nicht mehr eruieren, warum dieses Angstgefühl überhaupt präsent ist.

Suchterkrankungen

Wer ständig getrieben ist, sucht nach Möglichkeiten, um herunterzukommen. Um der Daueranspannung im Inneren zu entfliehen, greifen manche Menschen zu beruhigenden Substanzen. Rein physiologisch betrachtet macht das Sinn. Alkohol, Medikamente und Zigaretten bringen den überreizten Sympathikus zur Ruhe - sie entspannen. Werden sie missbräuchlich verwendet, kann sich daraus jedoch schleichend eine Sucht entwickeln. Suchterkrankungen und Zwangsstörungen gehen mit einer Adrenalindominanz gerne Hand in Hand.

Magen- und Darmprobleme

Auch der Bauch kann im wahrsten Sinne des Wortes die Nerven verlieren. Adrenalin sorgt dafür, dass den Muskeln Blut zufließt. Die inneren Organe gehen mehr oder weniger leer aus - vor allem die Blutzufuhr zum Darm wird stark gedrosselt. Das kann zu einer Verlangsamung der Magen-Darm-Tätigkeit führen. Zu den häufigsten Ausprägungen eines Adrenalinüberschusses im Magen-Darm-Trakt gehören Verstopfungen, Völlegefühle und Magen-Darm-Krämpfe.

Noradrenalin aus dem Gleichgewicht: »Ich bin antriebslos.«

Steigt unser Puls, ist ganz bestimmt Noradrenalin mit im Spiel. Dieser Botenstoff wird immer dann ausgeschüttet, wenn sich der Körper in einer akuten Belastungssituation befindet. Im Normalfall verschwindet das aktivierende Noradrenalin nach getaner Arbeit wieder aus dem Blut. Nicht so bei Dauerstress, der zu einer konstant erhöhten Ausschüttung von Noradrenalin führt. Ein Zuviel geht zum Beispiel mit Angst, Stimmungsschwankungen und Schlafstörungen einher.

Daneben tut sich aber noch ein weiteres Problem auf: Kein Organismus hält es auf Dauer aus, ständig 300 Prozent geben zu müssen. Wird der Stresszustand über einen langen Zeitraum aufrechterhalten, produziert die Nebenniere irgendwann zu wenig Noradrenalin. Es kommt zum Mangel – und ein solcher tut der Psyche erst recht nicht gut.

Checkliste: Noradrenalinüberschuss

- Ich leide unter Bluthochdruck.
- Mir ist oft schwindelig.
- Meine Sicht ist verschwommen.
- Meine Stimmung schwankt oft von einem ins andere Extrem.
- Ich leide unter unergründbaren Ängsten.
- Ich fühle mich geistig erschöpft.
- Ich fühle mich körperlich erschöpft.

Checkliste: Noradrenalinmangel

- Ich kann mich nicht gut konzentrieren.
- Es fällt mir schwer, einem Gespräch inhaltlich zu folgen.
- Meine Aufmerksamkeitsfähigkeit ist stark vermindert.
- Ich kann mich zu nichts motivieren.
- Am liebsten verbringe ich meine Zeit auf dem Sofa.
- Ich kann mich nicht dazu aufraffen, körperlich aktiv zu werden.
- Ich bin antriebslos.
- Meine Stimmung ist oft gedrückt.
- Meine Reaktionsfähigkeit ist vermindert.
- Ich leide unter chronischer Müdigkeit.
- Ich leide unter Schlafstörungen.

Unterschiedliche Mängel – unterschiedliche Symptome

Traurig und niedergeschlagen oder motivationslos und unkonzentriert: Depressionssymptome unterscheiden sich stark zwischen den einzelnen Betroffenen. Das liegt unter anderem daran, dass ein Mangel an unterschiedlichen Botenstoffen im Gehirn jeweils andere Formen von Depressionen verursacht. Manche Depressionen entstehen vorwiegend durch einen Mangel an Serotonin im Gehirn, andere eher durch einen Mangel an Noradrenalin.[4]

Spannend ist, dass sich die biologischen Unterschiede im Gehirnstoffwechsel schwarz auf weiß nachweisen lassen - mithilfe von bildgebenden Verfahren. Ein Serotoinmangel bewirkt einen gesteigerten Stoffwechsel im rechten Stirnlappen und im limbischen System - dem stressregulierenden System des Gehirns. Hingegen senkt ein Noradrenalinmangel den Stoffwechsel im rechten Stirnlappen, der mit Gefühlsregulation und Entscheidungen in Zusammenhang gebracht wird.

Serotoninmangel provoziert vorwiegend depressive Stimmung, Traurigkeit und Hoffnungslosigkeit. Noradrenalinmangel provoziert vorwiegend Antriebsmangel, Konzentrationsschwäche und Ängstlichkeit.

Dopaminmangel: »Mir fehlt die Motivation für alles.«

Dopamin kann uns in einen Glücksrausch versetzen. Wortwörtlich. Der Botenstoff wird nämlich nicht nur bei positiven Erlebnissen und Empfindungen ausgeschüttet, sondern auch beim Konsum von Alkohol und Drogen. Der Genuss von schmackhaftem Essen und Körperkontakt - man spricht in diesem Kontext von primären Verstärkern - kann die Dopaminkonzentration um bis zu 100 Prozent erhöhen. Indes lassen Drogen wie Kokain das Dopaminlevel um bis zu 1000 Prozent in die Höhe schnellen.

Alle Suchtmittel greifen in das Belohnungssystem ein. Das tun sie, indem sie die Dopaminausschüttung ankurbeln. Wiederholter Konsum führt zu einer Vernetzung des Belohnungssystems mit Hirnarealen, die für gewohnheitsmäßiges Verhalten zuständig sind. Wenn andere Dinge uninteressant werden, ist der Weg in eine Sucht geebnet.

Bei abhängigen Menschen reicht bereits der Anblick ihrer Droge aus (das kann ein Glas Wein sein, eine Spritze oder ein Glücksspielautomat), damit die molekulare Belohnungskaskade im Gehirn anspringt. Zwar ist bei Drogenkonsum ausreichend Dopamin vorhanden, jedoch werden die Rezeptoren aufgrund der Überstimulation teilweise abgebaut. Mit der Zeit stellt sich bei substanzgebundenen Süchten ein Dopaminmangel ein.

Ein Mangel macht traurig und antriebslos

Eine dauerhaft zu geringe Dopaminkonzentration im Organismus begünstigt Depressionen und Burn-out. Mangelt es uns an diesem Neurotransmitter, werden wir antriebsloser, trauriger und gehemmter. Eine Mangelversorgung mit den Aminosäuren Tyrosin und Phenylalanin kann Defizite im Dopaminhaushalt hervorrufen. Auch psychische Belastungen, Umwelteinflüsse und genetische Veranlagung tragen dazu bei. Zu einem Dopaminmangel kann es auch dann kommen, wenn Gehirnzellen mit Dopamin-sensiblen Rezeptoren absterben, wie es bei *Morbus Parkinson* der Fall ist.

Hohe Dopaminspiegel bei Psychosen und Schizophrenie

Von den unzähligen Eindrücken, denen Menschen täglich ausgesetzt sind, blendet der gesunde Mensch etwa 90 Prozent aus. Das ist gut so, denn mehr könnte unser Gehirn gar nicht verarbeiten. Nur 10 Prozent der Sinnesreize werden emotional wahrgenommen. Zu hohe Dopaminspiegel verschärfen die Wahrnehmung. Das macht uns nicht aufmerksamer, sondern ängstlicher und im schlimmsten Fall auch psychotisch. Werden die natürlichen Wahrnehmungsfilter überlastet, kann der Dopaminüberschuss psychische Erkrankungen wie Psychosen und Schizophrenie auslösen.

Checkliste: Dopaminmangel

- Ich kann mich nicht gut konzentrieren.
- Ich habe Konzentrationsschwierigkeiten.
- Ich bin antriebslos.
- Ich habe keine Energie.
- Ich bin permanent müde.
- Ich leide unter unergründbaren Ängsten.
- Ich bin depressiv.
- Ich habe Probleme mit meinem Arbeitsgedächtnis: Mir fällt es beispielsweise schwer, mich an den ersten Teil eines Satzes zu erinnern, den eine Person gerade gesprochen hat.
- Ich habe wiederholt Gedächtnislücken.
- Mein Erinnerungsvermögen ist vermindert.
- Aktivitäten, die mir früher Spaß gemacht haben, bereiten mir keine Freude mehr.
- Meine Beine fühlen sich ruhelos an.
- Ich bemerke Veränderungen in meiner Koordination.
- Mein Gang ist unsicher.
- Manchmal zittern meine Hände.
- Ich leide unter Verstopfung.
- Meine Blasenfunktion ist gestört.
- Ich leide unter unkontrolliertem Speichelfluss.
- Ich leide unter übermäßigem Schwitzen.

GABA-Mangel: »Ich leide unter innerer Unruhe und Nervosität.«

Mit einem Anteil von circa 40 Prozent ist GABA (die uns bereits bekannte Gamma-Aminobuttersäure) der am häufigsten vorkommende Neurotransmitter im Gehirn. Das heißt: 40 Prozent der neuronalen Synapsen sind GABAgen. Hemmende Neurotransmitter wie GABA sind für uns von großer Bedeutung. Gibt es zu wenig davon, beginnen unsere Nervenzellen unkontrolliert zu feuern: Ein GABA-Mangel kann Krampfanfälle – die Symptome einer Epilepsie – hervorrufen.

GABA hat eine hemmende Wirkung auf die Synapsen im Gehirn - wie ein Filter blendet es Unwichtiges aus und schützt unser Gehirn vor einer Überstimulation. Ein verminderter GABA-Spiegel liegt unter anderem bei Depressionen, Angststörungen oder bei der posttraumatischen Belastungsstörung (PTBS) vor. Auch chronische Schmerzen, das prämenstruelle Syndrom und Schizophrenie stehen in Zusammenhang mit niedrigen GABA-Konzentrationen.

Bei psychischen Erkrankungen gerät der Neurotransmitter-Haushalt meist als Ganzes aus dem Gleichgewicht. Symptome wie Schwermut und Panikattacken gehen demnach nicht ausschließlich auf das Konto eines GABA-Mangels. Auch die Plasmaspiegel anderer Botenstoffe wie Glutamat, Dopamin oder Serotonin können gleichzeitig erhöht oder erniedrigt sein. Besondere Bedeutung hat Kollege Serotonin. Dieser Neurotransmitter stimuliert die GABA-Synthese und erhöht die GABA-Rezeptor-Affinität. Liegt ein Serotoninmangel vor, ist auch die Wirksamkeit von GABA eingeschränkt. Auch Theanin und Taurin greifen dem GABA als sogenannte Mimetika unter die Arme - sie binden an den gleichen Rezeptor wie der eigentliche Wirkstoff und verstärken so die Wirkung der γ-Aminobuttersäure.

Checkliste: GABA-Mangel

- Ich leide unter innerer Unruhe.
- Ich bin oft nervös.
- Ich bin oft gereizt.
- Ich leide unter Stimmungsschwankungen.
- Ich kann mich schlecht konzentrieren.
- Ich leide unter Angstzuständen.
- Ich habe Panikattacken.
- Ich leide unter Schlaflosigkeit.
- Ich neige zu Suchterkrankungen.
- Ich neige zu Zwangsstörungen.
- Ich schwitze leicht und stark – vor allem an den Händen.
- Ich habe oft Kopfschmerzen.
- Ich leide unter erhöhtem Blutdruck.
- Ich habe Tinnitus.
- Ich habe Muskelverspannungen – besonders in Nacken, Schulter und Kiefer.
- Meine Muskeln schmerzen.

Genetische Besonderheiten

Wir schwenken nun von den Botenstoffen zu unseren Genen um, genauer gesagt zur Epigenetik. Epigenetische Muster wie eine verminderte Methylierung (Transfer von Methylgruppen, zu denen wir gleich noch kommen, von einem Molekül auf ein anderes) können mit Angsterkrankungen und Depression einhergehen. Das klingt nun furchtbar kompliziert und ja, das ist es auch. Deshalb beginnen wir ganz von vorne – bei der Zelle: Der Kern jeder einzelnen Körperzelle enthält Gene mit Erbinformationen in einer chemischen Sprache. Durch Ablesen des Codes gewinnen unsere Zellen Informationen, die sie für den Aufbau von Proteinen benötigen. Dabei sind immer nur jene Gene aktiv, welche die jeweilige Zelle aktuell braucht, um einen guten Job machen zu können.

Während unsere Genetik festgeschrieben ist und beispielsweise bestimmt, warum wir grüne Augen oder schiefe Zähne haben, entscheidet die Epigenetik darüber, wie unsere Gene abgelesen werden. Ein wichtiges Steuerungselement sind kleine chemische Anhängsel an der DNA, sogenannte Methylgruppen. Sie sitzen wie ein Mini-Rucksack an bestimmten Positionen auf dem Erbmolekül und steuern die Aktivität unserer Gene und die Abläufe in den Zellen. Methylierungsreaktionen sind ein zentraler Baustein unseres Lebens. Sie sind für nahezu alles, was sich in unserem Körper abspielt, von Bedeutung. Laufen diese Prozesse nicht ordnungsgemäß ab, gerät unser Organismus in eine Schieflage. Auch unsere körpereigenen Kommunikationssysteme können dabei schon einmal ins Stottern kommen.

Gene sind nicht in Stein gemeißelt

Ein Wasserfloh bringt es auf rund 30 000 Gene – wir Menschen hingegen nur auf etwa 25 500. Gene sind für all das verantwortlich, was Menschen in die Wiege gelegt wird. Sie sitzen auf einem knapp 2 Meter langen DNA-Strang und liegen als Code vor, ähnlich wie Dateien auf der Festplatte eines Computers. Die in der DNA enthaltenen Informationen sind fix vorgegeben, ihr Text ist also unabänderlich. Worauf wir jedoch Einfluss haben, ist, welche Teile der DNA aktiv oder inaktiv sind. Die Art, wie und wo wir leben, bestimmt darüber, ob und wie eine Zelle auf ihr Erbgut zugreifen kann und welche Informationen abgelesen werden. Schnitzel oder Rote-Rüben-Carpaccio? Sportskanone oder Couch-Potato? Leben in der Stadt oder auf dem Land? Entscheidungen wie diese bleiben demnach nicht ohne Wirkung. Vielmehr hinterlassen sie Spuren im molekularbiologischen Fundament unseres Körpers.

Ein kurzer Abstecher in die organische Chemie

Es gibt 118 chemische Elemente im Periodensystem. Nur sechs davon gehören zu den Bausteinen, aus denen sich Lebewesen zusammensetzen: Wasserstoff, Kohlenstoff, Stickstoff, Sauerstoff, Phosphor und Schwefel. Das mit Abstand wichtigste Element ist Kohlenstoff - auf ihm basiert unser Körper, ja unsere ganze Welt. Kohlenstoffverbindungen bilden das Gerüst, das alles zusammenhält - sie sind das Rückgrat allen Lebens auf der Erde.

Von allen chemischen Elementen ist Kohlenstoff das bindungsfähigste. Bereitwillig agiert er mit anderen Arbeitskameraden - liebend gerne mit Wasserstoff. Ein Kohlenstoffatom bildet zusammen mit drei Wasserstoffatomen eine Methylgruppe (CH3). Diese kommt wiederum selten allein: Eine Methylgruppe ist keine eigenständige chemische Substanz, sondern sie tritt nur in Verbindung mit anderen Molekülen auf. Wird eine Methylgruppe von einem Molekül auf ein anderes übertragen, spricht man von Methylierung - ein Prozess, der viele Wunder des Lebens bewirkt. In jeder Zelle unseres Körpers werden pro Sekunde Millionen von Methylgruppen übertragen. Stark vereinfacht kann man sagen: Ein Molekül gibt eine Methylgruppe ab - ein anderes Molekül nimmt eine Methylgruppe auf. Das Hinzufügen oder Entfernen von Methylgruppen bewirkt drastische Veränderungen in unserem Körper - die Methylierung wird so zum Schalthebel vieler biochemischer Prozesse.

Methylgruppen schalten Gene an und aus, sie deaktivieren Entzündungsprozesse, sie tragen zur Regeneration unseres Gewebes bei und unterstützen unseren Körper bei der Entgiftung - fettlösliche Toxine werden durch Methylierung wasserlöslich und können ausgeschieden werden. Methylgruppen schalten notwendige Stressreaktionen an und rechtzeitig wieder aus, bevor gesunde Zellen geschädigt werden - sie aktivieren und deaktivieren sämtliche Botenstoffe. Kurzum: Die Synthese diverser Hormone und Neurotransmitter, darunter sämtliche Monoamin-Neurotransmitter, ist auf Methylierungszyklen angewiesen. Einer der Hauptakteure dabei ist SAMe. SAMe steht für S-Adenosyl-Methionin, die aktive Form der Aminosäure Methionin. S-Adenosyl-Methionin ist der wichtigste Methylgeber des Menschen - der zentrale Lieferant von Methylgruppen im Zellstoffwechsel. Konkret fördert SAMe die Synthese von Serotonin, Melatonin, Dopamin und Noradrenalin.

Damit der Methylierungszyklus richtig funktioniert, braucht der Körper insbesondere Folat, Vitamin B_{12} und Vitamin B_6.

Untermethylierung: »Ich bin perfektionistisch und neige zu Zwängen.«

Eine Untermethylierung liegt dann vor, wenn es uns an Methylgruppen mangelt. Das ist immer dann der Fall, wenn die Synthese von SAMe gestört ist. Die Folge ist eine reduzierte Serotonin- und Dopaminaktivität mit Neigung zu depressiven Verstimmungen. Menschen mit Untermethylierung sprechen meist gut auf antidepressiv wirksame Substanzen, so auch Serotoninwiederaufnahmehemmer, an. Außer mit Depressionen ist die Untermethylierung auch mit verschiedenen Persönlichkeitsstörungen assoziiert wie Autismus, Anorexie (Magersucht) sowie Zwangsstörungen.

Benötigte und gut verträgliche Nährstoffe sind: Methionin beziehungsweise SAMe, Vitamin B_6, Vitamin B_{12}, Zink, Vitamin A, Vitamin C, Vitamin D, Vitamin E, 5-HTP.

Checkliste: Untermethylierung

- Meine Motivation ist stark ausgeprägt.
- Ich habe einen starken Willen – Ziele, die ich mir setze, möchte ich auch erreichen.
- Ich neige zu Perfektionismus.
- Ich neige dazu, mich vom gesellschaftlichen Leben zurückzuziehen.
- Ich habe oder hatte eine Zwangsstörung.
- Ich habe oder hatte eine Depression.
- Ich neige zu Süchten.
- Ich mache mir oft über bereits Vergangenes Gedanken.
- Ich liebe Rituale.
- In meiner Familie treten gehäuft Depressionen auf.
- Wenn es mir nicht gut geht, versuche ich das vor anderen zu verbergen.
- Nach außen hin trete ich ruhig auf – innerlich bin ich aber angespannt.
- Ich neige zu obsessivem Trotzverhalten.
- Ich neige zu Schlaflosigkeit.
- Meine Libido ist stark ausgeprägt.
- Ich neige zu saisonalen Allergien.
- Ich habe eine Histaminintoleranz.
- Meine Körperbehaarung ist spärlich ausgeprägt.
- Ich spreche gut auf 5-HTP und SSRI an.

Schlecht verträgliche Nährstoffe sind: Folsäure (kann Methylierung hemmen und Depressionen verstärken, wird allerdings von Untermethylierern ohne Depressionen oft gut vertragen), Vitamin B_5, Cholin, Dimethylaminoethanol (DMAE), Mangan, Kupfer.

Übermethylierung: »Ich bin kreativ, neige jedoch zu Hyperaktivität und Aggression.«

Ein Überschuss an Methylgruppen geht mit erhöhten Serotonin-, Dopamin- und Noradrenalinwerten einher. Häufig durchleben übermethylierte Menschen mit Depressionen Episoden mit Angststörungen und Panikattacken. Achtung: In der Regel vertragen diese Betroffenen keine SSRI. Vor allem bei jungen, übermethylierten Männern besteht das Risiko schwerer Nebenwirkungen bis hin zu Suizid- und Mordgedanken.

Checkliste: Übermethylierung

- Ich bin extrovertiert.
- Ich neige zur Hyperaktivität.
- Ich bin oft nervös.
- Ich neige zu Ängsten und Panikattacken.
- Ich habe wiederkehrende Wutausbrüche.
- Ich neige zu Obsession bis hin zur Paranoia.
- Ich neige zu Schlaflosigkeit.
- Ich bin sehr künstlerisch veranlagt.
- Ich bin wenig wettbewerbsorientiert im Beruf und beim Sport.
- Ich bin ein sozialer und empathischer Mensch.
- Meine Körperbehaarung ist stark ausgeprägt.
- Ich neige zu trockener Haut und trockenen Augen und bin anfällig für Ekzeme.
- Ich habe Nahrungsmittelallergien.
- Meine Libido ist schwach ausgeprägt.
- Wenn ich Beruhigungsmittel einnehme, geht es mir besser.
- SSRI bewirken eine Verschlechterung meines Befindens.

Benötigte und gut verträgliche Nährstoffe sind: Folsäure, Vitamin B_3, Vitamin B_5, Vitamin B_6, Vitamin C, Vitamin E, Cholin, DMAE, Mangan, Zink, Glycin.

Schlecht verträgliche Nährstoffe sind: Methionin/SAMe, 5-HTP, Tryptophan, Kupfer.

Hämopyrrolurie (HPU): »Stress bringt mich komplett aus dem Konzept.«

Bei der Hämopyrrolurie (HPU) handelt es sich um eine genetisch bedingte enzymatische Störung im Hämoglobin-Stoffwechsel. Pyrrole sind Bestandteile des Hämoglobins – das ist unser roter Blutfarbstoff. Bei gesunden Menschen werden Pyrrole ganz einfach über den Stuhl ausgeschieden. Liegt aber eine Hämopyrrolurie vor, ist die Hämoglobinbildung im Körper gestört: Es kommt zu einer verstärkten Anhäufung an Pyrrolen, die unser Organismus energisch loszuwerden versucht. Dazu nutzt er sozusagen einen zweiten Kanal: Bei HPU werden diese überflüssigen Bestandteile nicht nur über den Stuhl, sondern auch über den Urin ausgeschieden. Bei ihrem Austritt aus dem Körper reißen sie allerdings bestimmte Mikronährstoffe mit. Pyrrole binden sich an die aktive Form von Vitamin B_6 sowie die Mineralstoffe Zink und Mangan – Mangelerscheinungen sind die Folge.

Gerade Vitamin B_6 und Zink sind die Treiber vieler Stoffwechselprozesse – sie fungieren als Co-Faktoren für über 300 menschliche Enzyme. Nun kann man sich vorstellen, dass Versorgungslücken vielfältige Beschwerdebilder auslösen können. Gerade unter Stress treten Symptome verstärkt auf, da dann die Pyrrolausscheidung und damit der Mangel an Vitamin B_6 und Zink deutlich zunimmt. Eine Therapie mit den Mikronährstoffen Zink, Mangan und Magnesium sowie aktivem Vitamin B_6 (Pyridoxal-5-Phosphat, kurz P-5-P) kann dem erfolgreich entgegenwirken.

Checkliste: Hämopyrrolurie

- Ich bin ein Perfektionist.
- Ich bin sehr ehrgeizig.
- Ich kann manchmal pedantisch sein.
- Ich bin sehr hilfsbereit.
- Ich bin sehr kritisch.
- Ich spüre, ob ich jemandem trauen kann.
- Ich habe ein Auge fürs Detail.
- Ich kann nicht gut mit Stress umgehen.
- Ich habe starke Stimmungsschwankungen.
- Ich leide unter Ängsten.
- Ich fühle mich oft müde und erschöpft.
- Ich habe oft Angst, zu versagen.
- An einer Reckstange, Ringen und ähnlichen Sportgeräten kann ich mich nicht oder kaum hochziehen.
- Ich habe oder hatte regelmäßig Schmerzen in den Knien.
- Meine Gelenke sind übermäßig beweglich.
- Ich habe ein blasses Gesicht mit blassen Lippen.
- Ich habe weiße Flecken auf meinen Fingernägeln.
- Ich habe oft kalte Hände und kalte Füße.
- Wenn ich eine Mahlzeit auslasse, fange ich an zu zittern, werde kreidebleich, mir wird schwindelig oder ich fühle, wie der Boden unter den Füßen nachgibt.
- Ich bin glutenempfindlich, ich vertrage keinen Weizen, Roggen, Gerste oder Hafer.
- Mir ist oft übel – vor allem in der Früh.
- Ich bin überempfindlich gegenüber hellem Licht und Belastungsgeräuschen.
- Ich vertrage Medikamente im Allgemeinen nicht gut.

Mein Symptomtagebuch

	Montag	Dienstag	Mittwoch	Donnerstag	Freitag	Samstag	Sonntag
Traten Beschwerden auf?	Ja Nein	Ja Nein	Ja Nein	Ja Nein	Ja Nein	Ja Nein	Ja Nein
Wenn ja, welche Beschwerden?							
Stärke der Symptome 1 (sehr leicht) bis 10 (sehr ausgeprägt)							
Mögliche(r) Auslöser							

3

Der Ursache auf den Grund gehen

Diagnose-möglichkeiten

Manchmal ist es leicht, einem hormonellen Ungleichgewicht auf die Spur zu kommen. Ausgeprägte Schilddrüsendysfunktionen können etwa gut im Blut nachgewiesen werden. Häufig ist die Sache aber kniffliger. Kennen Sie das Szenario? Sie fühlen sich nicht gut, lassen beim Arzt ein Blutbild anfertigen und hören dann: »Es ist alles in Ordnung.« Das ist frustrierend! Nein, es ist nichts in Ordnung! Neben der Blutuntersuchung gibt es noch andere Diagnosemethoden, denen wir uns im dritten Kapitel widmen.

Bluttest – der Klassiker

Unser Blut ist vollgestopft mit Informationen über uns - fast 1000 Biomarker lassen sich darin finden. In einem kleinen Blutbild werden rote Blutkörperchen und damit zusammenhängende Werte, weiße Blutzellen und Blutplättchen untersucht. So winzig, wie der Name vermuten lässt, ist das »kleine« Blutbild eigentlich gar nicht: Die Bezeichnung trägt es, weil nur die Gesamtzahl der weißen Blutkörperchen, die aus verschiedenen Zellarten bestehen, bestimmt wird. Das große Blutbild geht noch ein Stück weiter in die Tiefe: Dabei werden die drei Formen der weißen Blutkörperchen genau inspiziert und gezählt: Das sind Lymphozyten, Monozyten und Granulozyten - unser eifriger Abwehrtrupp. Dieser Bluttest, der auch Differenzialblutbild genannt wird, ist vor allem in der Diagnose von Infektionen und Entzündungen von Bedeutung. Doch nicht nur die im Blut schwimmenden Zellen können auf Erkrankungen hinweisen. Auch Eiweiße sind gute Detektoren. Proteine werden von bestimmten Organen gebildet - etwa von der Leber, der Niere oder der Schilddrüse. Befinden sich beispielsweise zu viele Schilddrüseneiweiße im Blut, dann weiß man: Achtung, hier ist der Wurm drin!

Lässt man Blut in einer Zentrifuge rotieren, trennt es sich in vier Schichten: rote Blutzellen, weiße Blutzellen, Blutplättchen und Blutplasma.

Ein Status der Hormone kann uns einen ersten Anhaltspunkt dafür geben, ob ihre Konzentrationen im normalen Bereich liegen oder zu niedrig beziehungsweise zu hoch sind. Da der Hormonspiegel auch von der Tageszeit, von Arzneimitteln und vom Zyklus der Frau beeinflusst wird, werden bei Bedarf weitere Tests durchgeführt. Sie geben Aufschluss darüber, ob eine Störung des Hormonhaushalts vorliegt, und wenn ja, ob diese vom Hypothalamus, der Hypophyse oder von anderen Hormondrüsen ausgeht.

Vollblut, Plasma und Serum – was ist was?

Alles im menschlichen Körper ist komplex, ebenso das Blut. Es kann in drei Hauptkategorien unterteilt werden: Vollblut, Plasma und Serum. Das Vollblut enthält alle flüssigen und zellulären Bestandteile wie Erythrozyten, Leukozyten und Thrombozyten.

Blut gerinnt, wenn es offen stehen bleibt - die Blutzellen und die Gerinnungseiweiße setzen sich dabei als Blutkuchen ab. Serum wird durch Zentrifugation von Vollblut gewonnen, nachdem die Gerinnung bereits abgelaufen ist. Ähnlich wie in einer Waschmaschine dreht die Zentrifuge das Blut im Reagenzglas - solange, bis die schwereren Blutzellen auf den Boden des Röhrchens fallen. Zurück bleibt eine transparente Flüssigkeit, die unter anderem Elektrolyte, Antikörper, Antigene und Hormone enthält.

Wird das Blut durch Zusatz verschiedener Substanzen an der Gerinnung gehindert, entsteht kein Blutpfropf. Nach dem Zentrifugieren bleibt ein Überbestand über den zellulären Anteil - das Blutplasma. Es besteht zu rund 90 Prozent aus Wasser. Die restlichen 10 Prozent sind darin gelöste Stoffe. Neben Hormonen, Cholesterin, Fettsäuren und Elektrolyten enthält Blutplasma über 100 verschiedene Eiweiße. Diese spielen unter anderem bei unserem Abwehrsystem - so etwa beim Transport von Immunglobulinen - und bei der Blutgerinnung eine Rolle.

Und worin besteht nun der Unterschied zwischen Blutplasma und Blutserum? Um es kurz zu machen: Serum enthält alle Bestandteile des Plasmas außer Fibrinogen (Gerinnungseiweiß).

Mikronährstoffanalyse: Wie steht es um meinen Nährstoffhaushalt?

Bei einer Blutuntersuchung handelt es sich in der Regel um eine Serumdiagnostik - es wird also nur der flüssige Bestandteil des Blutes inspiziert. Dass die Blutzellen fehlen, ist für die meisten Untersuchungen kein großes Drama - viele Werte können problemlos im Serum ermittelt werden.

Blut in Zahlen und Fakten

- Etwa 8 Prozent unseres Körpergewichts macht unser Blut aus.
- 5 bis 7 Liter Blut fließen durch unseren Körper – abhängig von Körpergröße und Gewicht.
- In einem Tropfen Blut sind 4 bis 6 Millionen rote Blutkörperchen, 5000 bis 10 000 Leukozyten und 250 000 bis 400 000 Blutplättchen enthalten.
- 8600 Liter Blut bewegt das Herz an einem Tag durch unseren Körper.
- 20 Sekunden braucht das Blut, um bei körperlicher Anstrengung durch den ganzen Körper zu fließen – im Ruhezustand eine Minute.
- Jeden Tag entsorgt unser Körper ungefähr 100 Milliarden rote Blutzellen – und produziert wieder genauso viele neue.
- Blutverlust kann rasch lebensgefährlich werden: Ein Drittel weniger Blut reicht aus, damit wir auf Spenderblut angewiesen sind.

Anders sieht die Sache aus, wenn man sich den Mikronährstoffstatus des Körpers genauer ansehen möchte. Manche Mineralstoffe wie Eisen, Zink, Magnesium und Selen liegen in hoher Konzentration intrazellulär vor – sie sind zum überwiegenden Anteil an rote Blutkörperchen gebunden, weshalb man sie vermehrt in den Blutzellen vorfindet. Exemplarisch sei Zink genannt, das zu mehr als 90 Prozent an die roten Blutkörperchen gebunden ist. Serumanalysen spiegeln in diesem Fall nur eine Momentaufnahme des Elektrolythaushalts wider – man sieht hier nur einen kleinen Ausschnitt aus einem Gesamtbild. Erst die Vollblutanalyse liefert einen Einblick in die körpereigenen Speicher und damit in den individuellen Versorgungszustand. Für andere, wenig an Zellen gebundene Mikronährstoffe wie Kalzium, Molybdän oder Vitamin D ist eine Gehaltsbestimmung aus dem Serum jedoch durchaus ausreichend.

Die Vollblutanalyse ermöglicht uns beides: Es können sowohl die zellulären – an die Zellen gebundenen – Mineralstoffe bestimmt werden als auch jene, die frei im Serum lokalisiert sind.

Hormonspeicheltest – der Differenzierende

Neben den Standarduntersuchungen der Hormone über das Blut können zusätzlich Hormonspeicheltests durchgeführt werden. Diese eignen sich vor allem, um Disbalancen im hormonellen System zu erkennen. Es kann vorkommen, dass im Bluttest eine ausreichend große Hormonmenge erscheint, jedoch ein komplettes Missverhältnis unter den einzelnen Hormonen vorliegt. Ein Beispiel: Der im Blut gemessene Progesteronwert liegt im Referenzbereich. Dennoch können Symptome eines Progesteronmangels auftreten, wenn im Verhältnis zu viel Estradiol gebildet

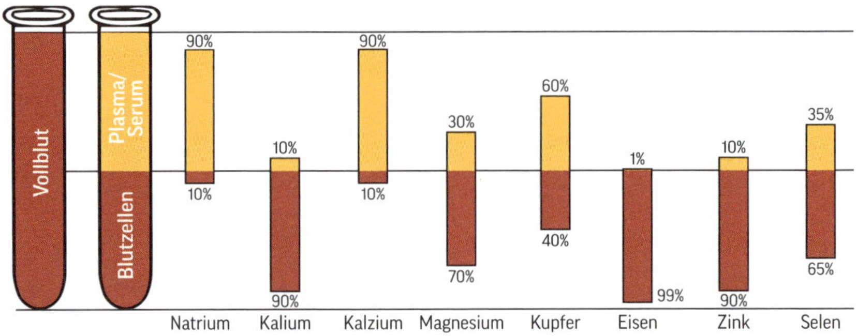

Hier sieht man die prozentuale Verteilung unterschiedlicher Mikronährstoffe, jeweils in den Blutzellen und im Serum.

wird. Das ideale Verhältnis der Hormone zueinander ist demnach oft wichtiger als die einzelnen Werte. Über einen Speicheltest können die aktiven, nicht an Proteine gebundenen Hormone und ihre Verhältnisse zueinander gut beurteilt werden.

Gebunden oder frei – auch Hormone haben einen »Beziehungsstatus«

Aber was ist das denn überhaupt, ein aktives - freies - Hormon? Sehr häufig werden Hormone im Blut zu Transportzwecken an Eiweißsubstanzen gebunden: 95 bis 98 Prozent der Steroidhormone klammern sich an solche Bindungsproteine. Der Haken an der Sache ist: In gebundener Form stehen Hormone dem Körper nicht zur Verfügung - egal wie hoch die Konzentration des Hormones im Blut auch erscheinen mag. Werte aus Serumproben stellen nur eine hormonelle Momentaufnahme dar - der Anteil der freien Hormone liegt hier bei ein bis fünf Prozent. Im Speichel kommen hingegen keine Bindungsproteine vor - in ihm finden sich Hormone ausschließlich in ihrer freien und damit biologisch aktiven Form.

Zum direkten Vergleich:

- Im Blutserum wird die Hormondosis gemessen, die zum Zeitpunkt der Blutabnahme in der Blutbahn verfügbar ist - freie und an Proteine gebundene Hormone werden in einem Wert angezeigt, ohne Differenzierung. Bluttests zeigen die Hormonwerte außerhalb der Zellen im Serum auf und spiegeln nicht die anderen Ebenen im Körper wider, wo sie tatsächlich aktiv sind.
- Im Speichel wird die Hormonmenge gemessen, die im Gewebe frei verfügbar ist und dem Körper - genauer der Zelle - gesamt zur Verfügung steht. Sinnvoll ist der Speicheltest zur Bestimmung der Hormone Cortisol, DHEA, Melatonin, Progesteron, Testosteron, Estriol und Estradiol.

Die optimalen Rahmenbedingungen fürs Testen

Der Speichelhormontest ist eine sehr einfache, nichtinvasive Methode, um die freien verfügbaren Hormone zu bestimmen. Die Proben werden zu bestimmten Zeiten selbst zu Hause abgenommen und auf dem Postweg ins Labor geschickt. Dabei gilt es, ein paar Dinge zu beachten.

Wann ist der Test sinnvoll?

Immer dann, wenn Beschwerden vorhanden sind - klar! Daneben sind Speicheltests als Therapieverlaufskontrolle bei transdermaler Anwendung von Hormonen unerlässlich - Blutwerte sind für die Überprüfung nicht akkurat. Dies liegt daran, dass sich einmal durch die Haut in das Blut auf-

Da bleibt einem doch glatt die Spucke weg!

Zwischen 80 und 100 Liter Spucke produzieren Kühe pro Tag – fast eine Badewanne voll. Wir Menschen verbrauchen hingegen nur 1 bis 2 Liter pro Tag. Immerhin! Unser Speichel ist ein wahrer Supersaft: Er unterstützt uns beim Essen, schützt die Zähne und lässt Wunden schneller heilen. Spucke wird in den Speicheldrüsen hergestellt, die sich beidseitig vor den Ohren befinden. Eben dort entsteht aus unserem Blut Spucke. Wie das funktioniert? Zuerst wird das Blut gefiltert – rote Blutzellen werden dabei zurückgehalten. In Folge nimmt der Speichel eine klarflüssige Farbe an. Hinzu kommen noch Mineralstoffe wie Natrium, Kalium, Kalzium, Bicarbonat und Chlorid sowie Enzyme, Wachstumsfaktoren und Immunglobuline. Voilà, fertig ist die Spucke!

genommene Hormone an die roten Blutzellmembranen binden – die meisten Hormone finden Fett im wahrsten Sinne des Wortes »anziehend«. Zentrifugiert man die entnommene Hormonprobe, werden die roten Blutkörperchen zusammen mit den Hormonen vor der Analyse entfernt. Der Vorteil von Speichelproben: Fettlösliche Hormone passieren die Zellmembran und treten in den Speichel über.

Empfehlenswert ist es auch, genau zu den Jahreszeitübergängen einen Hormonspeicheltest zu machen. In diesen Zeiten können sich Disbalancen durch entsprechende Beschwerden besonders bemerkbar machen. Im Frühjahr beziehungsweise Herbst verändert sich die Lichtintensität. Diese hat über die Zirbeldrüse Auswirkungen auf die Hormonausschüttung und in Folge auf den Bedarf an Hormonen.

Der richtige (Tages-)Zeitpunkt

Zur Bestimmung eines Stressprofils mithilfe der Stoffe Cortisol und DHEA im Tagesverlauf werden mehrere Speichelproben über den Tag verteilt abgegeben.

Die Biosynthese des Neurohormons Melatonin unterliegt einem zirkadianen Rhythmus mit hohen Werten in der Nacht und niedrigen am Tage. Um einen Einblick in den nächtlichen Melatoninstoffwechsel zu bekommen, empfiehlt sich die Gewinnung von Speichelproben jeweils um 20 Uhr, 24 Uhr und 2 Uhr.

Bei der Testung von Geschlechtshormonen werden drei Proben in einer Stunde gesammelt, um Zufallsergebnisse durch kurzzeitige Hormonschwankungen zu vermeiden. Im Labor wird in einem separaten Probengefäß eine Mischprobe aus sogenannten Aliquots (Teilmengen) aller Einzelproben hergestellt.

Zyklusphasen beachten

Frauen, die einen regelmäßigen Zyklus haben (27 bis 29 Tage), sollten an einem der Zyklustage 19 bis 22 testen. Bei kürzeren sowie längeren Zyklen wird das Datum des voraussichtlichen Eintritts der Blutung errechnet und circa fünf bis sechs Tage vor der errechneten Blutung getestet. Bei völlig unregelmäßigen Zyklen oder Dauerschmierblutungen kann an einem beliebigen Tag getestet werden. In diesem Fall sollte einfach der nächste Blutungseintritt notiert werden.

Störfaktoren kennen

Lebensmittel können eine bedeutende Menge an Steroidhormonen enthalten. Deshalb sind vor allem Milch, Eier und Fleisch 12 Stunden vor der Testung zu meiden. 5 Minuten vor der Speichelprobengewinnung sollte auch kein Wasser mehr getrunken werden. Ebenso ist es ratsam, am Testtag Kosmetika aller Art wegzulassen - auch diese enthalten oftmals beträchtliche Mengen an Hormonen. Auch Blutbeimengungen aus dem Mundraum können die Werte verfälschen. Es gilt daher darauf zu achten, dass die Speichelprobe farblos ist.

Keine Einnahme von Hormonen am Testtag

Am Tag der Speicheltestung sollten keine Schilddrüsenhormone und Vitamin-D_3-Präparate eingenommen werden. Auch sollte 24 Stunden vor dem Test auf die Anwendung von bioidentischen Hormoncremes und -gels und auf die generelle Zufuhr von Hormonen verzichtet werden. Bei Frauen, die hormonell verhüten (zum Beispiel Pille, Spirale und ähnliche Präparate) macht eine Testung der Sexualhormone im Speichel keinen Sinn.

Erfahrungsbericht von Helga, 65 Jahre: Panikattacken, depressive Verstimmungen und Ängste

»Noch viel schlimmer als die Panikattacken selbst ist die Angst davor«, klagte Helga über eine ständig wachsende Furcht, abermals von starken Beklemmungsgefühlen, Schwindel und Herzrasen gebeutelt zu werden. Die Patientin traute sich kaum mehr aus dem Haus und zweifelte zunehmend an sich selbst: »Ich hatte das Gefühl, verrückt zu werden«, sagt sie. Neben den Panikattacken zeigten sich bei Helga depressive Verstimmungen und Ängste – ihre Gedanken waren permanent sorgenerfüllt. Im Alltag brachten Helga bereits Kleinigkeiten aus der Ruhe – immer öfter reagierte sie auf Banalitäten unangemessen gereizt: »Dass ich meiner Familie gegenüber häufig aggressiv war, tat mir unheimlich leid, aber ich konnte aus meiner Haut einfach nicht heraus«, berichtete sie.

Was sagten die Hormontests?

Bei der Patientin wurden zwei Hormontests gemacht. Einmal wurden Progesteron und Estradiol im Blut und einmal im Speichel gemessen.

- *Werte im Blut: Progesteron im Serum 0,2 Nanogramm (ein Milliardstel Gramm, abgekürzt ng) pro Milliliter, Estradiol kleiner als 10*
- *Werte im Speichel: Progesteron im Saliva (Speichel) 60 Pikogramm (ein Billionstel Gramm, abgekürzt pg) pro Milliliter, Estradiol 1,2 (ideal wären: Progesteron mindestens 100 Pikogramm pro Milliliter, Estradiol 3 bis 5)*

Welche Therapie wurde eingeleitet?

Progesteroncreme 3 Prozent morgens einen Hub (erbsengroße Menge) auf den Puls beziehungsweise auf die Innenseite des Unterarms.

Wie sahen die Werte der Patientin nach 3 Monaten aus?

- *Werte im Blut: Progesteron im Serum kleiner als 0,1 Nanogramm pro Milliliter, Estradiol kleiner als 10*
- *Werte im Speichel: Progesteron im Saliva 722 Pikogramm pro Milliliter, Estradiol 3,2*

Würde man ausschließlich den Blutbefund zur Diagnose heranziehen, so ließen sich keine Veränderungen in den Hormonwerten feststellen. Es ist zu sehen, dass das Progesteron im Serum nicht angestiegen ist. Deutlich zu erkennen ist jedoch der Anstieg im Speichel. Hier sieht man auch, dass sich neben dem Progesteron- auch der Estradiolwert verbessert hat. Warum das so ist? Progesteron ist ein Mutterhormon, aus dem der Körper im Idealfall auch Estrogene herstellen kann. Das funktioniert bei etwa der Hälfte der Patientinnen. Aus der Praxis heraus ist zu beobachten, dass das Estradiol unter bioidentischer Progesterontherapie ansteigt, wenn der Ausgangswert zu niedrig war – das zeigt sich auch bei Helga. Ist der Estradiolwert hingegen vor Beginn der bioidentischen Hormontherapie hoch, so bleibt er unter Progesteronsubstitution meist stabil.

Helga ging es bei der Kontrolluntersuchung nach drei Monaten deutlich besser. Die Panikattacken traten seltener auf, die Patientin fühlte sich zunehmend ruhiger und wirkte insgesamt viel ausgeglichener. Sie fand allmählich wieder Freude an sozialen Aktivitäten, was auch in ihrem Umfeld auf positive Resonanz stieß.

Urintest - der »Stabile«

Unsere Botenstoffe des Gehirns - die Neurotransmitter - werden bevorzugt im Urin gemessen. Im Vergleich zu Blutproben weisen Urinproben eine höhere Stabilitätssicherheit beim Transport auf.

Serotonin, Adrenalin und Co können zuverlässig in einer Urinprobe untersucht werden. Verwendet wird der zweite Morgenurin. Im Gegensatz zu Cortisol erfolgt die Amin-Ausschüttung aus dem Nervensystem nicht tagesrhythmisch, sondern kurzfristig - in Anpassung an die Tagesbelastung. Der zweite Morgenurin ermöglicht genauere Aussagen als der erste Morgenurin, der vorwiegend jene Neurotransmitter erhält, die in der nächtlichen Ruhephase gebildet wurden.

Durch Urinuntersuchungen lassen sich nicht nur die verschiedenen Neurotransmitter an sich erfassen. Man erhält auch Aufschluss darüber, in welchem Verhältnis die Gasgeber zu den Bremsern stehen - sprich wie das Verhältnis zwischen exzitatorischen (Adrenalin, Noradrenalin, Dopamin, Glutamat) und inhibitorischen Botenstoffen (Serotonin, GABA, Glycin und Taurin) ist.

Ein Beispiel dafür ist der Quotient von Noradrenalin zu Adrenalin (N/A) - er spiegelt die psychische Verfassung gut wider. Werden zwei Werte miteinander verglichen und zueinander ins Verhältnis gesetzt, spricht man von einer Ratio. Eine niedrige Ratio zeigt in diesem Fall ein relatives Überwiegen von Adrenalin an. Aus niedrigen Werten lässt sich eine starke chronische Belastung herauslesen - hier steht meist ein Noradrenalindefizit im Vordergrund. Eine hohe Ratio zeigt hingegen ein relatives Überwiegen von Noradrenalin an. Überwiegt das Noradrenalin, kann das auf eine kompensierte Stressbelastung mit verminderter Leistungsfähigkeit und eventueller Burnout-Symptomatik hindeuten.

Haaranalysen - die Tagebücher unseres Körpers

Ötzi, der Mann aus dem Eis, dürfte sich vorwiegend vegetarisch ernährt haben. Ob aus persönlicher Überzeugung oder mangels saftiger Steaks sei dahingestellt. Spuren im Verdauungstrakt geben die Speisekarte der letzten Mahlzeiten preis - eine Haaranalyse spiegelt wiederum die lukullischen Genüsse der letzten Monate wider. Des Gletschermanns Haare verraten: Ötzi hat sich an Früchten, Kräutern und Co erfreut.

Die Haarspitzen eines drei Zentimeter langen Stückes enthalten Informationen über die Chemie unseres Körpers vor drei Monaten. Die Haarbasis stellt unseren körperlichen Zustand in jüngster Zeit dar.

Die Haare des Menschen sind nicht nur einzigartig, sie sind auch prädestinierte Speicherzentren - in ihnen sind sehr viele Daten gesammelt. Als Drogentestverfahren kommen Haaranalysen schon lange zum Einsatz. Diese sind auf Alkohol ebenso anwendbar wie auf psychoaktive Substanzen. Die Form der Aufnahme - oral, nasal, intravenös oder per Inhalation - spielt dabei keine Rolle.

Aber wie funktioniert so eine Haaranalyse überhaupt? Sobald Toxine (das können sowohl Drogen, Alkohol, aber auch Schwermetalle sein) vom Körper aufgenommen wurden, gelangen sie in den Blutkreislauf und werden schließlich in den Haarfollikeln gespeichert. Haare sind sozusagen ein Abfallprodukt. Das können wir uns zunutze machen, wenn wir erfahren wollen: Wie stark ist mein Körper mit Schwermetallen und Toxinen belastet? Und auch: Fehlen ihm vielleicht Mineralien? Für die Untersuchung werden die jüngsten Haarabschnitte nahe an der Wurzel verwendet – diese Stellen zeigen den aktuellen Status an. Die Analyse der Haare reflektiert retrospektiv vieles von dem, was unser Körper über einen Zeitraum von mehreren Monaten aufgenommen hat. Selbst Stoffe, mit denen wir mehr oder weniger passiv in Kontakt gekommen sind, können in einer Haaranalyse erfasst werden.

Im Hinterkopf sollte man behalten, dass Haaranalysen ihre Grenzen haben. Es gibt keine einheitlichen Standards, Qualitätsrichtlinien und Referenzwerte. So können die Messergebnisse unterschiedlicher Labore trotz ein und derselben Haarprobe leicht oder stark voneinander abweichen.

Bei bestimmten Fragestellungen sind Bluttests besser geeignet als Haaranalysen – etwa wenn Lebensmittelunverträglichkeiten im Raum stehen: Bluttests haben den Vorteil, dass dabei auch relevante Immunglobuline und Antikörper bestimmt werden. Man erhält nicht nur konkrete Aussagen, ob überhaupt eine Unverträglichkeit vorliegt, sondern auch über ihre Intensität. Fallen die Werte niedrig aus, ist die Reaktion auf die bestimmten Lebensmittel nicht so heftig – hingegen kann es bei sehr hohen Werten zu deutlich mehr Beschwerden kommen.

Haaranalysen eignen sich …

- **gut,** um Toxine und Schwermetalle bestimmen zu können.
- **gut,** um den Mineralstoffstatus bestimmen zu können.
- **weniger,** um Aufschluss über den Vitaminstatus zu erhalten.
- **nicht,** um Nahrungsmittelintoleranzen auf die Spur zu kommen.

Stuhlanalyse – was sagt uns der Darm?

Wir alle müssen auf die Toilette. Da aber kaum jemand darüber spricht, wissen die wenigsten, was eigentlich normal ist. Bereits Größe, Farbe, Beschaffenheit und Geruch des Stuhls geben erste Hinweise darauf, wie es um die Gesundheit unserer Mikroflora bestellt ist. Ist der Stuhl braun und wurstförmig und kann er gut abgesetzt werden? Herzlichen Glückwunsch, das ist schon einmal ein gutes Zeichen!

Anders kann harter, kugelförmiger Kot auf eine Verstopfung hinweisen. Auch unförmiger, wässriger Stuhl signalisiert uns: In der Bauchregion stimmt etwas nicht – zum Beispiel, weil ein Virus sein Unwesen treibt oder eine unentdeckte Nahrungsmittelintoleranz vorliegt. Auch sichtbare unverdaute Nahrungsbestandteile können auf Verdauungsstörungen hinweisen. Ein sauer riechender Stuhl deutet auf Gärungsvorgänge hin, ein nach faulen Eiern riechender Kot auf Fäulnisprozesse. So befremdend es uns auch erscheinen mag: Es lohnt sich, den eigenen Stuhl hin und wieder näher zu inspizieren.

Was wird untersucht?

Noch genauere Rückschlüsse auf den Zustand der intestinalen (zum Darmkanal gehörenden) Mikrobiota lassen sich durch eine Stuhlfloraanalyse ziehen. Bereits ein Gramm menschlicher Fäkalien enthält etwa 100 Milliarden Bakterien. Eine ganze Menge! Im Labor kann ausgewertet werden, welche Bakterien und Mikroorganismen den eigenen Darm besiedeln – und an welchen Helferlein es ihm mangelt. Natürlich ist es nicht möglich, jeden einzelnen dieser unzähligen Untermieter höchstpersönlich zu benennen. Vielmehr wird der Fokus auf jene Mikroorganismen gelegt, die spezielle Aufgaben erfüllen und auf solche, die besonders häufig zu Problemen führen. Im Wesentlichen werden sowohl Bakterien, die nur unter Ausschluss von Sauerstoff leben (anaerobe Bakterien), als auch sauerstoffliebende Arten (aerobe Bakterien) berücksichtigt.

Stuhl unter der Lupe – was sieht man?

- Beschaffenheit der intestinalen Mikrobiota: Wie steht es um die Vielfalt der Bakterien in meinem Darm?
- Balance der intestinalen Mikrobiota: Besteht ein harmonisches Gleichgewicht zwischen den »guten« und den »schlechten« Bakterien? Überwiegen vielleicht die Revoluzzer-Bakterien?
- »Feuer« im Darm: Kommen in meinem Darm entzündungsauslösende Krankheitsfaktoren vor?
- Das ist unverträglich: Besteht eine Neigung zu Nahrungsmittelunverträglichkeiten?
- Störungen des Immunsystems im Darm: Sind meine Abwehrkräfte infolge einer Dysbiose (Ungleichgewicht der Darmflora) geschwächt?

Durch die zahlenmäßige Erfassung dieser Keimgruppen und den Vergleich mit Normwerten kann auf intakte oder gestörte Floraverhältnisse im Darm geschlossen werden. Wir erfahren so unter anderem: Genießt die Darmschleimhaut ein gutes Ambiente? Ist der Darm vor Fieslingen wie Krankheitserregern geschützt? Und auch: Arbeitet unser Darm im Bummel- oder im Turbomodus?

Wenn der Haussegen bei den Darmuntermietern schief hängt

Zu den häufigsten Floraverschiebungen gehört eine Vermehrung von gramnegativen, aeroben Stäbchen: Darunter fallen zum Beispiel unappetitliche Kandidaten wie *Escherichia coli*, *Klebsiellen* und *Citrobacter*. Ein Aufmarsch an Revoluzzern geht meist mit einer Verminderung der Bifidusflora, also der zur Bakterienflora des Darmes gehörenden Bakterienart, die einen Großteil der gesamten Darmflora ausmacht, einher. Verringerte Keimzahlen an Bifidobakterien oder *Bacteroides* legen den Verdacht nahe, dass es mit der Kolonisationsresistenz ein wenig hapert. Anders gesagt heißt das: Unser Schutzschild im Darm schwächelt. Es können ökologische Nischen entstehen, welche die weitere Ansiedlung und Vermehrung von pathogenen Erregern begünstigen – ein Teufelskreis.

Mögliche Ursachen einer veränderten Mikroflora	
Ernährung	Zu eiweiß- und fettreiche Kost, ballaststoffarme Kost
Medikamentöse Einflussfaktoren	Antibiotika, Kortikoide, Ovulationshemmer, Abführmittel
Verdauungsstörungen	Erkrankungen von Leber, Gallenblase oder Bauchspeicheldrüse
Darminfektionen	Durch Bakterien, Viren, Pilze oder Parasiten
Darmerkrankungen	Morbus Crohn, Colitis ulcerosa, Divertikulose, Divertikulitis, Zöliakie, Kolonkarzinom
Nahrungsmittelunverträglichkeiten	Lactose, Fructose, Sorbit, Histamin, Zöliakie
Allergien	IgE vom Soforttyp auf Eier, Erdnüsse, Kuhmilch, Fisch, Schalentiere, Schokolade, Weizen, Zitrusfrüchte, Tomaten oder Chemikalien und IgG (verzögerte Reaktion) auf alle Nahrungsmittel (Zur Erklärung: Bei einer klassischen Nahrungsmittelallergie handelt es sich um eine durch Antikörper vom Typ Immunglobulin E (IgE) vermittelte Überempfindlichkeitsreaktion des Körpers gegen bestimmte Nahrungsbestandteile. Beschwerden bei IgG-vermittelten Unverträglichkeiten treten hingegen nicht unmittelbar nach der Nahrungsaufnahme auf, sondern erst Stunden oder Tage später.)
Stressfaktoren	Psychosoziale Belastungen, Sorgen, Schmerzen, Krankheiten und Ähnliches

Wann ist eine Stuhlanalyse empfehlenswert?

- Blähungen
- Verstopfung
- Durchfälle
- Bauchschmerzen
- Chronische Infekte des Magen-Darm-Traktes
- Chronische Infekte der Atemwege
- Allergien
- Hauterkrankungen
- Stimmungsschwankungen
- Depressive Verstimmungen
- Autoimmunerkrankungen wie zum Beispiel Hashimoto oder Colitis ulcerosa
- Erschöpfung
- Nebennierenschwäche

Auch der pH-Wert unseres Stuhls verrät einiges: Bei erwachsenen Menschen liegen die normalen physiologischen pH-Werte der Stuhlflora zwischen 6 und 6,5. Werte über 7 zeigen eine Dominanz der Fäulnisflora an. Das bedeutet: Der Stuhl ist alkalisch – es wuchern vermehrt fäulnisbildende Widerlinge im Darm. Einerseits kommen Verdauungsstörungen als Ursache infrage, wenn etwas – im doppeldeutigen Sinn – faul im Bauch ist. Andererseits können erhöhte Werte durch eine eiweiß- und fettreiche oder auch durch eine sehr einseitige Ernährung begünstigt werden.

Wir erinnern uns: Bifidobakterien, Laktobazillen und Enterokokken erfreuen sich besonders am Genuss von Ballaststoffen – so entstehen kurzkettige Fettsäuren, die das Darmmilieu ansäuern. Fäulniskeime futtern wiederum am liebsten Proteine und Fette. Aus der Metabolisierung dieser Nährstoffe bilden sich alkalische Stoffwechselprodukte wie Ammoniak und Schwefelwasserstoff. Toxine wie diese schmecken unserer Gesundheit gar nicht: Besonders der Leber, unserem Entgiftungsorgan, stoßen die anfallenden Stoffwechselprodukte sauer auf.

Neben bakteriellen Parametern können auch noch enzymatische Einzelparameter erhoben werden. So ermöglicht zum Beispiel Calprotectin, eine Aussage über Entzündungsgeschehen zu treffen. Dieser Biomarker ist sowohl bei akuten Infekten als auch bei chronisch-entzündlichen Darmerkrankungen wie Colitis ulcerosa oder Morbus Crohn erhöht. Floraanalysen können durch die Betrachtung von krankmachenden Parasiten und Würmern erweitert werden. Die Möglichkeit, diese Parameter zu ergänzen, ist besonders dann sinnvoll, wenn nach einer Reiserückkehr

Symptome auftreten oder langfristig unspezifische Beschwerden vorliegen, deren Ursache bis dato nicht gefunden werden konnte.

Überblick – welche Werte werden wo gemessen?

Bluttest	Hormonspeicheltest	Urintest	Haaranalyse
• TSH • Freies T3 • Freies T4 • Prolaktin • ACTH • LH • FSH • Hashimoto Antikörper (TPO-AK oder TAK) • *Basedow* Antikörper (TRAK) • DHEA-S	• Progesteron • Estradiol, Estriol und Estron • Testosteron • DHEA • Cortisol • Melatonin	• Adrenalin • Noradrenalin • Dopamin • Serotonin • GABA • Glutamat • Glycin • Taurin	• Toxine und Schwermetalle

4

Zurück ins Gleichgewicht

Mögliche Behandlungsbausteine

Jeder Mensch, jede Krankheit, ja selbst jedes kleinste Symptom ist anders. Wir alle sind unterschiedlich geprägt und verfügen über unterschiedliche Wahrnehmungen. Was dem einen hilft, mag dem anderen vielleicht weniger guttun – und umgekehrt. In diesem Kapitel sehen wir uns an, welche therapeutischen Möglichkeiten es gibt, um das innere Gleichgewicht wiederzuerlangen. Als Erstes betrachten wir anhand eines Fallbeispiels, wie unterschiedliche Behandlungsbausteine kombiniert werden können.

Erfahrungsbericht von Melanie, 38 Jahre: Depressionen

»Ich bin seit einiger Zeit sehr nah am Wasser gebaut. Rasch kommen mir die Tränen – gänzlich ohne Grund«, berichtete Melanie, als sie zu uns in die Praxis kam. Die Patientin hatte auch in ihrer Vergangenheit wiederholt mit Depressionen zu kämpfen. Von ihrem behandelnden Arzt bekam sie zunächst Serotoninwiederaufnahmehemmer verschrieben, auf die sie eine Zeit lang gut ansprach. Einige Monate nach Absetzen der Antidepressiva ging es Melanie aber erneut psychisch sehr schlecht. Sie klagte über allgemeine Antriebslosigkeit, Erschöpfungszustände und vermeintlich grundlose Traurigkeit. Ein Erstbefund zeigte:

- *Hypercholesterinämie: Gesamt-Cholesterinspiegel lag bei 289 Milligramm pro Deziliter*
- *TSH: 5 Milli-Units pro Liter*
- *TPO-Antikörper: erhöht*
- *Vitamin-B_{12}-Mangel*
- *Folsäuremangel*
- *Vitamin-D_3-Mangel*
- *Zink-Mangel*
- *Selen-Mangel*

Wie steht der Befund in Zusammenhang mit den Beschwerden?
Bereits die Hypercholesterinämie legte den Verdacht nahe, dass bei der Patientin ein Hormonproblem vorliegen könnte. Wenn der Körper nicht genügend Schilddrüsenhormone produziert, kann die Leber nicht so viel Cholesterin verarbeiten, wie sie sollte. Studien zeigen, dass Menschen mit hohen TSH-Werten viel höhere Gesamtcholesterin- und LDL-Werte haben als Menschen mit normalen TSH-Werten. Melanies Schilddrüsenwerte bestätigten diese Annahme. Über eine Blutanalyse konnten eine Schilddrüsenunterfunktion und eine Hashimoto-Thyreoiditis diagnostiziert werden.

Zu einer Depression als Ausdruck der Hashimoto-Thyreoiditis kommt es nicht aus heiterem Himmel – vielmehr nehmen Beschwerden wie Nieder-

geschlagenheit, Freudlosigkeit und Hoffnungslosigkeit ganz allmählich einen immer größeren Platz im Leben der Betroffenen ein. Wie Melanie beginnen auch andere Hashimoto-Thyreoiditis-Patienten die Tage lustlos und langsam, tagsüber gibt es immer mal wieder Tränenausbrüche aus nichtigen Anlässen. Obwohl die Hashimoto-Thyreoiditis keine psychische Erkrankung ist, können innere Unruhe, Selbstzweifel, Schlafstörungen und Erschöpfungszustände gerade im Anfangsstadium der Autoimmunerkrankung häufig zu Fehldiagnosen führen.

Welche Therapie erhielt die Patientin?

- *Basistherapie zum Ausgleich von Nährstoffmängeln mit Vitamin B_{12}, Folsäure, Vitamin D_3, Zink und Selen*
- *Schilddrüsencreme (Creme mit Vitamin D_3, Weihrauch, Rosmarin, Rose und Vanille), ein- bis zweimal täglich in die Schilddrüse einmassieren*

Nach sechs Wochen wurde eine Kontrolluntersuchung veranlasst. Der Nährstoffstatus der Patientin hatte sich nach dieser Zeit deutlich verbessert, der Gesamtcholesterinspiegel ist gesunken. Das Hormon TSH ist von 5 Milli-Unit pro Liter auf 2,5 Milli-Unit pro Liter gesunken. Auch die TPO-Antikörper sind von 491 Milli-Unit pro Liter auf 304 Milli-Unit pro Liter gesunken. Stimmungstechnisch ging es der Patientin viel besser – sie war motivierter und wirkte insgesamt stabiler. Letztendlich benötigte Melanie keine Antidepressiva mehr. Ihre Behandlung wird weiterhin in regelmäßigen Abständen evaluiert und entsprechend angepasst.

Bioidentische Hormontherapie: Was ist das und was kann sie?

Hormone existieren in großer Vielfalt – einige davon sind künstlicher Natur. Synthetische Wirkstoffe kommen im Alltag häufig zum Einsatz, etwa als Verhütungsmittel oder bei einer klassischen Hormonersatztherapie. Aber wie reagiert unser Körper eigentlich darauf? Wo liegt der Unterschied zu den bioidentischen Hormonen? Stellen diese eine Alternative zu ihrer künstlichen Hormonverwandtschaft dar? Und: Sind bioidentische Hormone so ungefährlich, wie ihr Name es vermuten lässt? Fragen über Fragen – wir gehen ihnen nun auf den Grund.

Unterschiede zwischen bioidentischen und synthetischen Hormonen

Das Wort »Bio« lässt uns unweigerlich an »Natur pur« denken, an grüne Wiesen mit fröhlich-grasenden Kühen darauf. Dem Begriff nach zu urteilen, müsste es sich bei bioidentischen Hormonen doch um Substanzen handeln, die mit chemischen Prozessen nichts am Hut haben. Oder etwa doch? Die Bezeichnung führt uns hier auf eine falsche Fährte. Genau wie synthetische Hormone stammen auch bioidentische Hormone aus dem Reagenzglas. Zwar werden diese aus pflanzlichen Substanzen gewonnen, jedoch müssen sie im Labor erst in die passende Molekülstruktur gebracht werden. Und genau diese Molekülstruktur ist es auch, die den Unterschied ausmacht.

Synthetische Hormone unterscheiden sich strukturell von den Hormonen, die unser Körper selbst produziert – sie ahmen deren Wirkung lediglich nach. Das kann unseren Organismus schon mal irritieren. Exemplarisch seien Gelbkörperhormone genannt: Während körpereigenes Progesteron unsere Stimmung stabilisiert, können synthetische Formen wie Drospirenon oder Levonogestrel das Risiko einer Depression sogar erhöhen. Bioidentische Hormone sind ebenfalls pharmazeutische Wirkstoffe. In ihrer chemischen Struktur und Funktion sind sie mit unseren körpereigenen Hormonen jedoch völlig identisch.

Jedes Hormon verfügt über eine einzigartige chemische Struktur – über einen Code, der wie ein Schlüssel-Schloss-Prinzip funktioniert. Diese chemische Struktur kann kopiert werden – so entsteht ein bioidentisches Hormon.

Generell können Estrogene wie 17-beta-Estradiol oder Estriol, Progesteron, Testosteron, DHEA, Melatonin, Schilddrüsenhormone als bioidentische Hormone verschrieben werden – also fast alle Hormone, die wir im gesunden Körper zur Verfügung haben.

Andere Molekülstruktur, andere Wirkung

Am Beispiel von hormonellen Verhütungsmitteln zeigt sich deutlich, dass Hormone gänzlich unterschiedlich wirken können - nämlich immer dann, wenn sie kleine Abweichungen von der körpereigenen Hormonstruktur aufweisen. Die Antibabypille setzt sich aus Estrogenen (meist Ethinylestradiol) und Gestagen zusammen - einem Gelbkörperhormon, das synthetisch hergestellt wird. Nun wissen wir bereits: Das vom Körper selbst produzierte Progesteron begünstigt eine Schwangerschaft - es sorgt dafür, dass dem Embryo ein gemütliches Nest im Unterleib seiner Mama zur Verfügung steht. Unter dem Einfluss des körpereigenen Hormons baut sich die Schleimhaut der Gebärmutter auf. Auch werden Glykogen und Lipoide eingelagert - sie dienen dem heranwachsenden Winzling später als Nährstoffquelle. Die Gestagene in der Pille bewirken genau das Gegenteil: Sie verhindern den Aufbau der Gebärmutterschleimhaut und halten sie dünn. Wir sehen also: Ähnlich ist nicht gleich identisch.

Vorteile, Anwendungsmöglichkeiten und Grenzen

Die Beweggründe für eine Therapie mit bioidentischen Hormonen liegen auf der Hand: Nachdem dem Körper diese Hormone vertraut sind, kann man von einer entsprechenden Wirksamkeit ausgehen. Insofern, als dass genau jene Beschwerden ausgeglichen werden, die der Mangel hervorruft - bei guter Verträglichkeit. Das Risiko, unerwünschte Nebenwirkungen zu erleiden, bleibt überschaubar. Vorausgesetzt - und das ist der entscheidende Punkt -, die Therapie erfolgt unter ärztlicher Begleitung und mit regelmäßigen Verlaufskontrollen.

Bioidentisch oder synthetisch? Woran erkenne ich (m)ein Hormon?

Bioidentisch sind

- (17-beta-)Estradiol
- Estriol
- Progesteron

Synthetisch sind

- Cyproteron
- Dienogest
- Drospirenon
- Levonorgestrel
- Medroxyprogesteron
- Norethisteron

Von der Yamswurzel zum bioidentischen Hormon

Die Ausgangsmaterialien für natürliche Hormone sind pflanzlicher Natur. Der wichtigste Rohstofflieferant ist die wilde Yamswurzel. Sie enthält eine beträchtliche Menge Diosgenin, das in seiner chemischen Struktur dem menschlichen Progesteron ähnelt. Nun denn, dann verleiben wir uns den Erdspross doch einfach ein. Ist das Problem damit gelöst? Leider nicht! Diosgenin wird nach Einnahme nicht zu Progesteron umgewandelt. Um aus dem Phytohormon humanidentes Progesteron zu erhalten, sind laborchemische Schritte erforderlich. In wenigen Syntheseschritten gelangt man vom Steroidgerüst Diosgenin zum humanidenten Hormon. Durch einen gleichbleibenden und standardisierten Herstellungsprozess sind bioidentische Hormone genormt, qualitativ hochwertig und in ihrer Wirkung somit beständig und sicher.

Bioidentische Hormone sind in unterschiedlichen Anwendungsformen verfügbar: zum Beispiel als Creme, Liposomal-Gel, Kapseln, Zäpfchen oder homöopathische Zubereitungen.

Die Sache mit dem First-Pass-Effekt

Wird ein Hormonpräparat oral eingenommen, dann passiert es zunächst den Magen- und Darmtrakt und landet schließlich in der Leber. Die Leber ist wiederum ein Stoffwechselorgan, das alle eingehenden Substanzen zerhackt, in kleinste Metabolite aufspaltet und teils in veränderter Form wieder an den Körper freigibt. Zum Vergleich: Aus Ästen und Zweigen, die in einen Häcksler geworfen werden, entsteht Mini-Gehölz. Dieses lässt sich leichter entsorgen als die großen Brocken. Unsere Leber ist sozusagen unser körpereigener Häcksler: Ein Großteil der oral zugeführten Hormone wird umgewandelt und ausgeschieden – dies wird als First-Pass-Effekt bezeichnet.

Somit geht auf diesem Weg eine wesentliche Menge der zugeführten Wirkstoffe für den Körper verloren. In manchen Fällen kann man sich das zunutze machen. Ein Beispiel: In Tablettenform eingenommenes Progesteron wird in der Leber zu Allopregnanolon metabolisiert. Dieses Molekül wirkt stark an den GABA-Rezeptoren im Gehirn – unseren Entspannungsspezialisten. Allopregnanolon hat beruhigende und schlaffördernde Eigenschaften. Jemand, der unter massiven Schlafstörungen leidet, profitiert vielleicht von oral eingenommenem Progesteron. Anders sieht die Sache hingegen aus, wenn ein anderes Grundproblem im Vordergrund steht, zum Beispiel, wenn eine Estrogendominanz vorliegt. In diesem Fall müsste oral zugeführtes Progesteron viel höher dosiert werden, um den Verlust durch die »Häcksel-Maschine« wieder auszugleichen. Das geht mit Nebenwirkungen einher, die nicht sein müssen. Die Lösung: Wir umgehen die Leber und lassen das Progesteron über die Haut – also transdermal – seine volle Wirkung erzielen.

Vorteile der transdermalen Applikation

- Umgehung des First-Pass-Effekts der Leber (50 bis 95 Prozent Wirkstoffinaktivierung)
- Entlastung von Leber und Nieren
- Nahezu 100-prozentige Wirkstoffresorption
- Kleine Wirkstoffmengen sind ausreichend.
- Innerhalb von 5 bis 10 Minuten in die Haut eingezogen und aufgenommen
- Als Gel oder Creme können die Hormone Progesteron, DHEA, Hydrocortison, Estradiol, Estriol, Testosteron und Melatonin eingesetzt werden.

Körpereigen gleich frei von Nebenwirkungen?

Während sich bei der klassischen Hormonersatztherapie immer wieder kritische Stimmen zu Wort melden, die mögliche Nebenwirkungen bemängeln, scheint es bei der bioidentischen Hormontherapie oft so, als wäre diese absolut harmlos. Das ist nicht ganz richtig: Auch bei der bioidentischen Hormontherapie handelt es sich um einen Eingriff in den Körper, der wohlüberlegt und vor allem wohldosiert sein muss. Tatsächlich sind es aber weniger die Nebenwirkungen, die dabei zum Problem werden können, als vielmehr mögliche Überdosierungen.

Bioidentische Hormonzubereitungen sind in unterschiedlichen Dosierungen erhältlich. So gibt es zum Beispiel einprozentige, dreiprozentige und zehnprozentige Progesteroncremes. Die Prozentangabe steht immer für das enthaltene Progesteron. Bei der Verordnung einer einprozentigen Progesteroncreme enthält ein Gramm Creme 10 Milligramm Progesteron, bei der zehnprozentigen Creme sind es 100 Milligramm. Über den prozentualen Anteil und die Häufigkeit der Anwendung lässt sich die Dosierung steuern. Richtig angewandt sind bioidentische Hormone völlig nebenwirkungsfrei.

Die Anwendung – das Wichtigste auf einen Blick

Ein Behandlungsschema bei Hormontherapie könnte folgendermaßen aussehen:

- **Frauen mit bestehendem 28-Tage-Zyklus:**
  - **1. Woche = Tag 1 bis 6 (Blutung):** Pause der Hormonanwendung mit Progesteron, Estradiol, Estriol und Testosteron
  - **2. Woche = Tag 7 bis 13:** Hormonanwendung aller Hormone (außer Progesteron)
  - **3. und 4. Woche = Tag 14 bis 27:** Hormonanwendung aller Hormone möglich

Während der Blutung beziehungsweise in der ersten Woche werden keine Sexualhormone angewandt. DHEA, Hydrocortison und Melatonin können bereits während der Blutung zum Einsatz kommen.

In der zweiten Woche können Estradiol, Estriol und Testosteron dazu kombiniert werden. Progesteron sollte erst in der zweiten Zyklushälfte, also ab Woche drei, zum Einsatz kommen. Spürt eine Frau ihren Eisprung, kann sie ab dem Zeitpunkt des Eisprungs Progesteron anwenden.

- **Frauen in der Menopause und Männer:**
  - Drei Wochen Hormonanwendung, eine Woche Pause, oder
  - Fünf bis sechs Tage Hormonanwendung, ein bis zwei Tage pausieren

Dieses Anwendungsschema eignet sich für Männer im Allgemeinen und Frauen, die einen sehr unregelmäßigen oder langen Zyklus oder keine Blutung (mehr) haben.

Worauf ist bei transdermaler Applikation zu achten?

- Waschen Sie sich nach der Anwendung des Gels die Hände mit Wasser und Seife, wenn Sie das Gel mit den Händen aufgetragen haben.
- Bedecken Sie die Anwendungsfläche mit einem Kleidungsstück, sobald das Gel getrocknet ist.
- Vorzugsweise sollte zwischen der Anwendung eines Gels und dem Baden oder Duschen ein Zeitraum von einer Stunde eingehalten werden.
- Eine Kontrolle der Speichel- und Blutwerte sollte den Vorgaben des Arztes entsprechend eingehalten werden, um Unter- oder Überdosierungen auszuschließen und den Verlauf zu kontrollieren. Für gewöhnlich erfolgt die Kontrolle nach drei bis sechs Monaten.

Überdosierungssymptome können sein:

- **Bei Progesteron:** Spannungsgefühl der Brüste, Zunahme von Hitzewallungen, depressive Verstimmungen, Wassereinlagerungen, Schwindel, Kopfschmerzen, Verhütungseffekt
- **Bei Estradiol:** Gewichtszunahme, Brustschmerzen, Wassereinlagerungen
- **Bei Testosteron:** Haarausfall, fettige Haut, Akne, Haarwuchs im Gesicht, an Armen, Bauch und Beinen, Unfruchtbarkeit
- **Bei DHEA:** fettige Haut und Haare, Akne

Mit Nährstofftherapie ergänzen, was fehlt

Vor uns: Ein Teller duftender Vollkornspaghetti mit selbst zubereiteter Gemüsesoße und frischen Kräutern. Herrlich - nicht nur im Sinne eines lukullischen Genusses, sondern auch aus ernährungsphysiologischer Sicht. Würden wir unser Gericht in seine einzelnen Bestandteile zerlegen, so bliebe ein buntes Potpourri an Nährstoffen übrig: einerseits Makronährstoffe - das sind Kohlenhydrate, Fette und Eiweiße. Andererseits Mikronährstoffe - also Vitamine, Mineralstoffe und Spurenelemente. Im Gegensatz zu Makronährstoffen liefern uns Mikronährstoffe keine Energie. Helden sind diese Nährstoffe in Miniaturausgabe dennoch. Warum, das erfahren wir nun.

Mikronährstoffe – die Zündkerzen unseres Körpers

Ohne sie könnten wir weder denken noch laufen, springen oder atmen. Gäbe es sie nicht - wir würden auf der Stelle tot umfallen: Trommelwirbel ... die Rede ist von Mitochondrien - von winzig kleinen Teilchen, sogenannten Zellorganellen mit einem Durchmesser von circa 1,5 Mikrometern (µm). Diese Tausendsassas kommen zu Hunderten bis Tausenden in jeder Zelle vor. Je stoffwechselaktiver ein Organ ist, umso mehr Mitochondrien befinden sich in der Zelle. Bis zu 5000 Mitochondrien sind in einer einzigen Herzmuskelzelle am Werk, in der weiblichen Eizelle sind es gar bis zu 100 000.

Mitochondrien vermehren sich durch Teilung, sie bandeln mit anderen Zellorganellen-Kollegen an, verbrauchen sich und wachsen wieder zusammen. Ihre herausfordernde Aufgabe besteht darin, den gesamten Betrieb in unserem Körper aufrechtzuerhalten - die Winzlinge produzieren den Löwenanteil unserer Energie. Der Speicher für die entstandenen Superkräfte ist Adenosintriphosphat, kurz ATP. Über 95 Prozent der ATP-Produktion erfolgt in den Mitochondrien - pro Tag sind es zwischen 60 bis 80 Kilogramm ATP, die auf diese Weise erzeugt werden. Nun leben Mitochondrien nicht von Luft und Liebe allein. Es braucht Motoren, die sie antreiben. Und genau an dieser Stelle kommen sämtliche Nährstoffe ins Spiel, große wie kleine: Erst das Zusammenspiel aus allen notwendigen Makro- und Mikronährstoffen ermöglicht eine reibungslose Energieproduktion und sorgt so dafür, dass unseren Mini-Zellkraftwerken nicht die Luft ausgeht.

Fehlen unserem Körper Mikronährstoffe, kommt es zu einem Energiemangel auf Zellebene. Das hat Konsequenzen: Wir sind nicht nur schwach und energielos, auch unser Hormonsystem entgleist.

Es gibt bestimmte Mikronährstoffe, die als Cofaktoren in der Hormonsynthese eine wichtige Rolle spielen. Mikronährstoffe sind für unsere Hormone demnach wie der Zündschlüssel für ein Auto - fehlen sie, kann der Wagen nicht richtig in Betrieb gesetzt werden. Dann sind wir mit stotternden und quietschenden Motoren unterwegs und fühlen uns auch so - nämlich unrund. Es ist deshalb unabdingbar, bei einer Hormontherapie auch die dazugehörigen Mikronährstoffe zu ersetzen. Bei einem Testosteronmangel wäre das der Mineralstoff Zink, bei einem Progesteronmangel Vitamin B_6 - um nur zwei Beispiele zu nennen.

Grobe Arbeitsplatzbeschreibung – was Vitalstoffe täglich leisten

- Sind maßgeblich an der Produktion von ATP beteiligt – wichtig für starke Bärenkräfte.
- Sorgen für einen reibungslosen Stoffwechsel innerhalb der Zellen.
- Greifen unserem Immunsystem unter die Arme.
- Aktivieren Enzyme und Hormone.
- Sind an der Impulsübertragung und dem Informationsaustausch unserer Nervenzellen beteiligt.
- Wirken an der Entgiftung unseres Körpers mit und tragen so zur Entsorgung erhöhter Schadstoffmengen bei.
- Sorgen für eine reibungslose Kontraktion der Skelettmuskulatur.
- Sorgen dafür, dass unser Herzmuskel leistungsfähig bleibt.
- Wirken an der Instandhaltung und Reparatur unserer DNA mit.
- Schützen die Zellen vor oxidativem Stress.

Mikronährstoffe als Cofaktoren - eine kleine Auswahl	
Vitamin C	Cortisol, DHEA, Noradrenalin, Dopamin, Adrenalin
Vitamin B_5	Cortisol, Serotonin, Melatonin, Taurin
Vitamin B_6	Serotonin, Melatonin, Adrenalin, Noradrenalin, Dopamin, GABA
Vitamin B_{12}	Adrenalin, Serotonin, Dopamin
Folsäure	Adrenalin, Serotonin, Dopamin
Magnesium	Dopamin, Glutamin, Insulin
Zink	Testosteron, Dopamin, Insulin, Schilddrüsenhormone
Selen	Schilddrüsenhormone

Mikronährstoffe und die Psyche

Die kleinen Powerstoffe sind erforderlich, um Botenstoffe zu bilden. Und fungieren selbst als Neurotransmitter. Zudem sind sie am Energiestoffwechsel beteiligt, wodurch unter anderem Erschöpfungszuständen vorgebeugt und entgegengewirkt werden kann. Darüber hinaus haben sie antientzündliche Eigenschaften. So sind bei vielen Menschen mit Depressionen erhöhte Konzentrationen von proentzündlichen Botenstoffen des Immunsystems nachweisbar. Ihre zudem antioxidative Wirksamkeit ist besonders bei Stress von großer Wichtigkeit. Und zu guter Letzt, aber nicht minder bedeutsam, schützen Mikronährstoffe unsere Nervenzellen.

Das sind allesamt Faktoren, die für das Nervensystem und damit auch für unsere mentale Befindlichkeit eine erhebliche Rolle spielen.

Ausgewählte Mikronährstoffe im Porträt

Mangelt es uns an bestimmten Vitaminen und Mineralstoffen, so kann uns das schon mal den letzten Nerv kosten - wortwörtlich. Mikronährstoffdefizite führen zu tiefgreifenden Veränderungen der neuroendokrinen und immunologischen Regulation. Die Folge: Unsere Neurotransmitter- und Hormonbalance gerät aus dem Gleichgewicht. Wir verschaffen uns nun einen Überblick darüber, wie die einzelnen Vitamine, Mineralstoffe und Spurenelemente im Einzelnen wirken.

Vitamin B_5 – der Wachmacher

Alle Vitamine des B-Komplexes haben direkten oder indirekten Einfluss auf den Hirnstoffwechsel, so auch Vitamin B_5. Auch als Pantothensäure bekannt, trägt das Vitamin zur Verringerung von Müdigkeit bei. *Pantothenic* leitet sich aus dem griechischen Wort *Pantothen* ab und bedeutet »überall«. Das kommt nicht von ungefähr, denn Vitamin B_5 findet sich tatsächlich in fast allen Nahrungsmitteln. Gut so! Das Vitamin ist nämlich an vielen Stoffwechselprozessen beteiligt - so auch an unserem Energiestoffwechsel. Außerdem wird es für die Synthese von Vitamin D, einigen Neurotransmittern und Steroidhormonen benötigt. Vitamin B_5 unterstützt die Nebenniere bei der Produktion von Cortisol. Um sich von einer Nebennierenschwäche erholen zu können, sollte das Augenmerk besonders auf Vitamin B_5, Vitamin C, Magnesium und die Aminosäure Tyrosin gelegt werden.

Vitamin B_5 kommt vor allem in folgenden Lebensmitteln vor: Fisch, Fleisch, Milch, Eigelb, Vollkornprodukten, Hülsenfrüchten, Brokkoli, Spargel, getrockneten Marillen, Sonnenblumenkernen und Steinpilzen.

Vitamin B_6 – der Glücksbeauftragte

Vitamin B_6 ist ein echter Alleskönner unter den Vitaminen. Als einer der wichtigsten Vitalstoffe im Neurotransmittermetabolismus ist es für die Bildung von Serotonin, Noradrenalin, Glutamat und GABA erforderlich. Außerdem trägt es zur Regulierung der Hormontätigkeit bei. Durch eine Erhöhung der Zufuhr kann die Progesteronsynthese positiv beeinflusst werden - Vitamin B_6 ist demnach ein wichtiger Kooperationspartner im Rahmen einer bioidentischen Hormontherapie. Gemeinsam mit den Vitaminen B_{12} und Folsäure wirkt Vitamin B_6 im Homocystein-Stoffwechsel mit. Homocystein ist ein Stoffwechselnebenprodukt, das nicht nur einen Risikofaktor für Gefäßerkrankungen, sondern auch für neuropsychiatrische Störungen darstellt. In höheren Mengen kann es den Stoffwechsel unserer Nervenbotenstoffe durcheinanderbringen. Bei depressiven Verstimmungszuständen und bei einem prämenstruellen Syndrom kann eine Vitamin-B_6-Supplementierung Linderung schaffen.

Vitamin B_6 kommt unter anderem in folgenden Lebensmitteln vor: Bananen, Nüssen, Kichererbsen, Vollkornprodukten, Hefeflocken, Kartoffeln, grünen Bohnen, Spinat, Petersilie, Feldsalat, Blumenkohl und Karotten.

Vitamin B_{12} – Balsam für die Nerven

Vitamin B_{12} ist ein unerlässlicher Faktor des Methylierungszyklus - ohne dieses Vitamin kommt das gesamte System zum Erliegen. Wir erinnern uns: Methylierungsreaktionen sind ein zentraler Baustein des Lebens - ohne sie wäre eine normale Zellfunktion nicht möglich. Eine ausreichende Zufuhr von Vitamin B_{12} trägt daher zur Optimierung der Methylierungsvorgänge bei. Außerdem spielt Vitamin B_{12} eine elementare Rolle für unser Nervensystem - es ist am Aufbau der Nervenfaserhüllen beteiligt. Diese Myelinscheiden schützen unsere Nerven vor einem Ladungsverlust - das ist wichtig, damit die Übertragung der Nervenströme reibungslos funktioniert und unsere grauen Zellen gut informiert sind. Ein Vitamin-B_{12}-Mangel kann die Funktion unseres Gehirns massiv beeinträchtigen und unterschiedliche neuropsychiatrische Symptome hervorrufen - von kognitiven Störungen über depressive Verstimmungen bis hin zu Psychosen und Schizophrenie.

Vitamin B_{12} kommt beispielsweise in folgenden Lebensmitteln vor: Eiern, Schweinefleisch, Sauerkraut, Sojaprodukten, Hefeflocken oder Bierhefe. Bei einer veganen Ernährung muss Vitamin B_{12} ergänzt werden, um einem Mangel vorzubeugen.

Folsäure (Folat) – der Held unserer Zellen

Wann immer es in unserem Körper um Prozesse wie Wachsen und Erneuern geht, kommt Folat ins Spiel. Das Vitamin hat eine Schlüsselstellung in der Zellteilung und der Zellneubildung, aber auch im Stoffwechsel sämtlicher Aminosäuren. Folate sind an der Serotoninsynthese beteiligt. Durch ein Defizit an Folaten sinkt die Verfügbarkeit von Serotonin im Zentralnervensystem. Außerdem kommt es zu einer Erhöhung des neurotoxischen Homocysteins. Mangelt es uns an diesem wasserlöslichen Vitamin, so kann auch die Wirksamkeit von Serotonin-Wiederaufnahmehemmern erheblich beeinträchtigt sein.

Gut zu wissen: Korrekterweise unterscheiden wir zwischen Folaten - als natürliche Form des B-Vitamins in Lebensmitteln - sowie Folsäure als synthetische Form in angereicherten Nahrungsmitteln und Supplementen. Da sich die Bioverfügbarkeit, also die Verwertung im Körper, unterscheidet, wird der Tagesbedarf einheitlich in »Folat-Äquivalent« angegeben.

Folat kommt in folgenden Lebensmitteln vor: Grünkohl, Kürbis, Petersilie, Feldsalat, Lauch, Champignons, Avocado, Spargel, Radieschen, Tomaten, Kichererbsen, Hülsenfrüchten, Hefeflocken, Weizenkleie, Geflügel- und Kalbsleber und dergleichen.

Vitamin C – der Allrounder

Von der Stimulation des Immunsystems bis hin zur Stabilisierung des Bindegewebes durch Produktion von Kollagen: Vitamin C wirkt in nahezu all unseren Organsystemen. Unser Gehirn und die Nebennieren weisen die höchste Vitamin-C-Konzentration im Körper auf - insofern ist es nicht verwunderlich, dass Vitamin C auch unsere mentale Vitalität beeinflusst. Der Mikronährstoff ist gleichermaßen an der Bildung von Glukokortikoiden wie an der Biosynthese von Neurotransmittern beteiligt. Vitamin C wird beispielsweise für die Umwandlung von Tryptophan zu 5-HTP gebraucht. Auch fungiert es als Cofaktor bei der Umwandlung von Dopamin in Noradrenalin und Adrenalin. Oxidativer Stress hat Einfluss auf alle neurodegenerativen Erkrankungen. Auch psychiatrische Erkrankungen wie Depressionen und Angststörungen gehen mit oxidativem Stress einher. Neben Vitamin A und Vitamin E ist auch Vitamin C ein Antioxidans, das dem entgegenwirkt.

Vitamin C kommt in folgenden Lebensmitteln vor: Acerola, Berberitzen, Hagebutten, Sanddorn, Papaya, Kiwi, Johannisbeeren, Kartoffeln, Tomaten, Kohl, Spinat, Fenchel, Rosenkohl, Rettich oder auch Brennnesseln.

Vitamin D_3 – bringt Sonne ins Leben

Dieses Vitamin, auch Calciferol genannt, ist ein Prohormon - eine Vorstufe für das aktive Hormon Calcitriol. Es unterstützt die Immunfunktion und fördert die Bildung und Reifung der Knochenstammzellen - Vitamin D_3 wirkt sich demnach positiv auf die Gesundheit unserer Knochen aus. Daneben hat das »Sonnenvitamin« auch einen massiven Einfluss auf die Hormonproduktion im Allgemeinen. Apropos Sonne: Vitamin D entsteht in der Haut unter Mitwirkung von ultraviolettem Licht. Der Haken an der Sache: Je niedriger der Sonnenstand ist, desto weniger reicht der Einfallswinkel der Sonnenstrahlung dafür aus. In den Wintermonaten ist es in unseren Breitengraden daher sehr schwierig, den Bedarf an Vitamin D_3 über die Haut zu decken. Hinzu kommt, dass die Ernährung mit circa 10 bis 20 Prozent nur zu einem relativ geringen Anteil zur Vitamin-D-Versorgung beiträgt. Mit zunehmendem Alter wird die Vitamin-D-Produktion über die Haut generell weniger effizient. Die Folgen liegen auf der Hand: Die natürlichen Vitamin-D-Quellen Sonne und Nahrung reichen zur Bedarfsdeckung oft nicht aus - viele Menschen haben einen ausgeprägten Mangel. Das hat nicht nur Auswirkungen auf unsere Abwehrkräfte, sondern auch auf unsere Psyche. Depressive Menschen weisen häufig sehr niedrige Vitamin-D-Spiegel auf. Warum das so ist? Vitamin D_3 spielt eine wichtige Rolle in der Regulation von Serotonin. Auch beeinflusst es die Verwertung von Dopamin und die Synthese von Noradrenalin. Bestehende Vitamin-D-Defizite sollten in jedem Fall ausgeglichen werden.

Vitamin D_3 kommt zum Beispiel in folgenden Lebensmitteln vor: Milch, Butter, Eigelb, fettreichen Fischen oder Lebertran.

Vitamin D_2 kommt vor allem in folgenden Lebensmitteln vor: Hefen, Pilzen, Spinat, Brennnesseln, Avocado und Kohlgemüse.

Eisen – Kooperationspartner unserer Botenstoffe

Mengenmäßig ist Eisen das häufigste Spurenelement in unserem Körper. Es wird für zahlreiche lebenswichtige Funktionen benötigt wie DNA-Synthese, Sauerstofftransport und Energiestoffwechsel. Ein Eisenmangel geht nicht nur mit verminderter körperlicher Belastbarkeit einher, sondern auch mit Konzentrationsschwäche und Stimmungsschwankungen. Eisen ist an der Bildung von Nervenbotenstoffen wie Serotonin und Dopamin sowie an der Myelinsynthese beteiligt. Myelin ist eine aus Proteinen und Fetten bestehende Schutzschicht, die um das Ende von Nervenzellen gelegt ist - ähnlich wie ein Gerüst. Daneben hat Eisen eine zentrale Bedeutung für die Bildung unserer Geschlechtshormone. Pregnenolon - die Mutter aller Steroidhormone - wird mithilfe eines eisenhaltigen Enzyms aus Cholesterin gebildet. Auch am Stoffwechsel der Schilddrüsenhormone ist Eisen beteiligt. Eisenmangel und Schilddrüsenunterfunktion gehen häufig Hand in Hand. Bei der Behandlung von Schilddrüsenerkrankungen sollte deshalb nicht nur der Jodstatus, sondern auch die Eisenversorgung im Auge behalten werden.

Eisen kommt vermehrt in folgenden Lebensmitteln vor: Kohl, Fenchel, Petersilie, getrockneten Marillen und Pfirsichen, Nüssen, Sesam, Mohn, Kresse, Amaranth, Quinoa, Leinsamen, Hirse, Pistazien, Pinien- und Sonnenblumenkernen, Schwarzwurzel, Eigelb und Kalbfleisch.

Magnesium – der Anti-Stress-Mineralstoff

Magnesium ist einer der engsten Verbündeten unseres Körpers, wenn es um den Energiehaushalt geht. Der Mineralstoff ist an allen ATP-abhängigen Reaktionen beteiligt. Über 300 Enzyme stehen unter den Fittichen von Magnesium, das hier als Cofaktor fungiert. Der Mineralstoff steuert die Erregungsweiterleitung in den Muskelzellen und stabilisiert den Herzrhythmus. Wenn es um unsere psychische Balance geht, nimmt Magnesium eine Schlüsselrolle ein. Es hat einen Einfluss auf die HPA-Achse, sprich auf unsere Stressachse, deren Funktion bei psychiatrischen Patienten oft verändert ist. Magnesium wirkt beruhigend und stabilisierend auf das zentrale Nervensystem. Es hemmt sowohl die Funktion des Parathormons als auch die Freisetzung der Neurotransmitter Adrenalin und Noradrenalin. Mit sinkendem Magnesiumspiegel steigt die Empfindlichkeit gegenüber Stress. Klinische Mängel können neuropsychiatrische Symptome hervorrufen, zum Beispiel Reizbarkeit, Ängstlichkeit, Schlafstörungen und Depressionen.

Magnesium kommt beispielsweise in folgenden Lebensmitteln vor: Pinien- und Sonnenblumenkernen, Haferflocken, Sesam, Beeren, Bananen, Soja, Amaranth, Quinoa, grünem Blattgemüse, Fleisch, Fisch und Mineralwasser.

Coenzym Q10 – frischer Wind für müde Geister

Coenzym Q10 ist ein sogenanntes Vitaminoid: Das fettlösliche Molekül hat eine ähnliche chemische Struktur wie Vitamin K, ist selbst aber kein Vitamin. Man unterscheidet zwischen der inaktiven Form Ubichinon und der aktiven Form Ubichinol. Praktisch jede Zelle, jedes Gewebe und jedes Organ enthält Q10. Die höchsten Q10-Konzentrationen weisen Gehirn, Herz, Lunge und Leber auf. Als kleines Rad im Getriebe der Mitochondrien ist Q10 entscheidend daran beteiligt, dem Körper genügend Energie zur Verfügung zu stellen. Kurzum: Ohne Coenzym Q10 wäre der Betrieb in unseren Zellkernen schnell außer Kraft gesetzt.

Coenzym Q10 kommt vor allem in folgenden Lebensmitteln vor: Sardinen, Rindfleisch, Schweinefleisch, Geflügel, Butter, Käse, Olivenöl, Brokkoli, Paprika und Spinat.

Selen – Partner der Schilddrüse

Selen trägt dazu bei, die Zellen vor oxidativem Stress zu schützen. Die wichtigste Aufgabe von Selen besteht in der Bildung des Enzyms Glutathionperoxidase - einem bedeutsamen Radikalfänger. Da speziell Depressionen mit oxidativem Stress assoziiert sind, ist eine ausreichende Zufuhr antioxidativer Mikronährstoffe von großer Bedeutung. Selen arbeitet überdies als Akteur in der Schilddrüsenfabrik mit. Bestimmte Enzyme, die im Jodstoffwechsel aktiv sind - sogenannte Dejodasen - sind selenabhängig: Sie wandeln das Schilddrüsenhormon Thyroxin (T4) in das zehnfach stärker wirksame Trijodthyronin (T3) um. Mangelt es uns an Selen, gerät dieser Stoffwechsel durcheinander und es wird zu wenig T3 gebildet.

Selen kommt unter anderem in folgenden Lebensmitteln vor: Sesam, Weißkohl, Pilzen, Spargel, Zwiebeln, Knoblauch, Hülsenfrüchten, Vollkornreis, Paranüssen und Innereien.

Zink – der Koordinator unserer Nervenzellen

Das Spurenelement ist Bestandteil zahlreicher Proteine und Enzyme - somit ist Zink an vielen biologischen Prozessen im Körper beteiligt. Exemplarisch seien Wachstum und Immunabwehr genannt. In unserem Hirnstoffwechsel ist Zink für die Funktionsfähigkeit verschiedener Neurotransmittersysteme - allen voran Glutamat, GABA, Glycin und Dopamin - von Bedeutung. Zinkionen tragen entscheidend dazu bei, Nervensignale an den Synapsen zu regulieren. Sie sorgen so dafür, dass der Körper Befehle des Gehirns richtig verarbeitet. Eine unzureichende Zinkversorgung geht oft mit Veränderungen im Hormonhaushalt und in der Enzymaktivität einher. Symptome wie Antriebsschwäche, Konzentrationsstörungen und depressive Verstimmungen können die Folgen sein.

Zink kommt zum Beispiel in folgenden Lebensmitteln vor: Nüssen und Samen, Mohn, Mandeln, Kürbis- und Sonnenblumenkernen, Bierhefe, Hülsenfrüchten, Karotten, Spinat, Eiern, Milchprodukten, Fleisch, Innereien oder auch Austern.

Omega-3-Fettsäuren - die VIPs unter den Nährstoffen

Fast 2,5 Liter Rapsöl müssten wir innerhalb von einer Woche konsumieren, um unseren wöchentlichen Bedarf an Omega-3-Fettsäuren decken zu können. Alternativ dürfen es auch 2 Kilogramm Kabeljau sein - täglich verzehrt. Dabei handelt es sich natürlich um zwei Extrembeispiele - Orientierung wird wohl kaum jemand an ihnen finden. Nun sind auch andere Lebensmittel wie fette Kaltwasser-Meeresfische, Leinsamen, Walnüsse und Hanf reich an Omega-3-Fettsäuren. Dennoch: Auf unserem täglichen Speiseplan kommen diese essenziellen Fette oft zu kurz - viele Menschen sind unterversorgt. Und nicht nur das: Omega-3-Fettsäuren werden in ihren beinahe heroischen Eigenschaften gerne unterschätzt.

Die Basis gesunder Zellen

Bereits Babys bauen auf sie: Omega-3-Fettsäuren. Mit dem zweiten Geburtstag hat das Gehirn des kleinen Erdenbürgers bereits 75 Prozent seiner späteren Größe erreicht - ein unglaublich schnelles Wachstum. Damit der Körper diese beeindruckende Leistung überhaupt erbringen kann, ist er auf Treibstoff angewiesen. Omega-3-Fettsäuren bilden einen wesentlichen Baustein für die Struktur unseres Denkapparats.

Omega-3-Fettsäuren finden sich in allen unseren Körperzellen. Wie wir bereits erfahren haben, sorgt unser hochkomplexes Netzwerk aus Milliarden Zellen dafür, dass wir die Welt wahrnehmen und gut am Leben teilhaben können. Damit unsere kleinen Organisationseinheiten nicht ins Stolpern geraten, sind sie auf intakte Gehirn-Membranzellen angewiesen. Omega-3-Fettsäuren verleihen den Zellen Rückhalt und stellen deren Kommunikationsfähigkeit untereinander sicher. Die Fette sind entscheidend für die Bildung von Verknüpfungen sowie die Übertragung von Signalen verantwortlich: im Gehirn von Jung und Alt. Daneben sind Omega-3-Fettsäuren an der Produktion von Hormonen beteiligt, sie verbessern die Fließeigenschaften des Blutes und wirken entzündlichen Prozessen entgegen. Ohne diese mehrfach ungesättigten Fettsäuren läuft rein gar nichts wie geschmiert.

Fette Tatsachen

Fettsäuren sind ein Bestandteil der natürlichen Fette und Öle, die in unserem Essen enthalten sind. In Abhängigkeit von ihrer chemischen Struktur lassen sich Fettsäuren in verschiedene Gruppen einteilen: und zwar in gesättigte, einfach ungesättigte und mehrfach ungesättigte Fettsäuren. Gesättigte Fettsäuren besitzen keine Doppelbindung im Molekül, einfach ungesättigte Fettsäuren eine und mehrfach ungesättigte Fettsäuren zwei oder mehr Doppelbindungen. Je nach Position der letzten Doppelbindung im Molekül unterscheiden wir zwischen Omega-3-, Omega-6- und Omega-9-Fettsäuren.

Omega-3 ist nicht gleich Omega-3

Wenn von Omega-3-Fettsäuren die Rede ist, so ist damit ein ganzer Familienclan gemeint. Zu den (biologisch) aktivsten Familienmitgliedern zählen die Omegas EPA (Eicosapentaensäure) und DHA (Docosahexaensäure). Quasi angeheiratet ist die Alpha-Linolensäure (ALA). Sie bildet eine Vorstufe, aus der ganz kleine Mengen EPA und DHA hergestellt werden können. Jeder dieser Familienangehörigen hat sein eigenes Steckenpferd.

EPA dient unserem Organismus als Ausgangssubstanz für die Bildung von Eicosanoiden - das sind hormonähnliche Substanzen, die zahlreiche Vorgänge im Stoffwechsel beeinflussen. Aus EPA wird das Eicosanoid Prostaglandin I3 gebildet - es wirkt gefäßerweiternd, entzündungs- und gerinnungshemmend und trägt so zu unserer Herzgesundheit bei.

Die Stars unter den Fettsäuren in ihren Funktionen

- **Zellfunktion:** Omega-3-Fettsäuren werden in die Zellmembranen eingebaut, sorgen für Elastizität beziehungsweise Flexibilität der Zellen und verändern die Durchlässigkeit *(Permeabilität)* der Membranen.
- **Zentrales Nervensystem:** Sie sorgen für eine reibungslose Reizweiterleitung, steigern die Gedächtnisleistung und fördern die psychische Gesundheit.
- **Immunsystem:** Omega-3-Fettsäuren wirken an der Bildung von Abwehrzellen mit. Unter anderem beeinflussen sie die Blutplättchen sowie verschiedene Immunzellen, etwa Neutrophile und Monozyten.
- **Chronische Entzündungen:** Omega-3-Fettsäuren können Entzündungsreaktionen hemmen und werden daher als antiinflammatorisch bezeichnet. Die Bildung zellschädigender Botenstoffe in Entzündungsprozessen wird vermindert, während die Produktion entzündungshemmender Signalstoffe steigt.
- **Herz-Kreislauf-System:** Omega-3-Fettsäuren verbessern die Fließeigenschaften des Blutes – das Risiko einer Thrombenbildung ist reduziert. Insgesamt haben Omega-3-Fettsäuren eine gefäßschützende Wirkung.
- **Fettstoffwechsel:** Durch sie werden die Blutfettwerte (HDL-C und LDL-C sowie Triglyceride) positiv beeinflusst.

DHA ist ein wichtiger Baustein unserer Zellmembran. Die höchsten DHA-Konzentrationen finden sich in Hirnarealen wie der Gehirnrinde, den Synapsen sowie den Mitochondrien. Auch die Netzhaut unserer Augen enthält große Mengen an diesen mehrfach ungesättigten Fettsäuren. Dementsprechend unterstützt eine gute Versorgung mit DHA unsere Gehirn- und Augenfunktion. Die DHA-Synthese ist von verschiedenen Mikronährstoffen abhängig - allen voran von Magnesium, Biotin, Zink, Kalzium und Vitamin B_6.

6 schlägt (oft) 3 – Konkurrenzkampf unter den Fettsäuren

Auf unserem täglichen Speiseplan kommen Omega-3-Fettsäuren oft zu kurz. Das hat zwei Gründe. Erstens: Es landen schlichtweg zu wenige davon auf unseren Tellern. Zweitens: Omega-3-Fettsäuren stehen häufig in einem Missverhältnis zu ihren größten Konkurrenten - den Omega-6-Fettsäuren. Idealerweise sollte das Verhältnis Omega-6 zu Omega-3 zwischen 2:1 und 5:1 liegen.

In der Praxis hinken wir dem vielfach hinterher. In Industrienationen liegt das Verhältnis nicht selten bei 10:1 bis 20:1 – zu Lasten von Omega-3.

Warum ist diese Omega-Balance eigentlich so wichtig? Unser Stoffwechsel verarbeitet Omega-6- und Omega-3-Fettsäuren mithilfe ein und desselben Enzyms. Das heißt: Es herrscht ein Wetteifern um dieses Enzymsystem. Sind nun alle Enzyme mit Omega-6-Fettsäuren »besetzt«, so kommen die Omega-3-Fettsäuren nicht mehr zum Zug – die Zellmembranen gehen leer aus.

Nun könnte man glatt annehmen, Omega-6-Fettsäuren wären Bösewichte. Das ist aber nicht richtig! Ganz im Gegenteil: Genau wie Omega-3-Fettsäuren sind auch Omega-6-Fettsäuren lebenswichtig – unser Körper benötigt sie beispielsweise für Wachstums- und Reparaturprozesse. Wir reden demnach nicht von guten oder schlechten Fettsäuren, sondern nur von guten oder schlechten Fettsäurebalancen.

Ist der Anteil an Omega-6-Fettsäuren in der Nahrung überproportional hoch, können sich vermehrt entzündungsfördernde Substanzen bilden. Kleine Entzündungsherde – man spricht dabei von einer *Silent Inflammation* – begünstigen eine Vielzahl von Erkrankungen wie Herzinfarkt und Schlaganfall, *Arteriosklerose*, *Diabetes mellitus*, aber auch Depressionen und Demenz. Umso wichtiger ist es, einer gezielten Omega-3-Zufuhr Aufmerksamkeit zu schenken.

Omega-6-Fettsäuren kommen vor allem in folgenden Lebensmitteln vor:

- **Linolsäure:** Sonnenblumenöl, Weizenkeimöl, Maiskeimöl, Sojaöl, Sesamöl, Distelöl
- **Arachidonsäure:** Tierische Lebensmittel wie Schweineschmalz, Schweinefleisch, Rindfleisch, Hühnerfleisch, Butter und Käse

Omega-3-Fettsäuren kommen vermehrt in diesen Lebensmitteln vor:

- **α-Linolensäure:** ALA ist ausschließlich in Pflanzen enthalten: Leinsamenöl, Leinsamen, Chia-Samen, Haferkeime, getrocknete Spirulina, Weizenkeime, Hanföl, Rapsöl, Walnüsse
- **Eicosapentaensäure (EPA):** Thunfisch, Sprotte, Lachs, Algen
- **Docosahexaensäure (DHA):** Thunfisch, Sprotte, Lachs, Makrele; Mikroalgen (Schizochytrium sp. und Ulkenia sp.) Anmerkung: Fette Fische sind zwar gute Omega-3-Lieferanten, jedoch häufig mit Schwermetallen belastet.

Aminosäuren – Minibausteine, die Großes leisten

Ein gesunder Erwachsener besteht zu etwa 14 bis 18 Prozent aus Eiweiß. Die Proteine des Körpers sind wiederum aus 20 verschiedenen Aminosäuren aufgebaut - diese bilden die Grundbausteine unseres Körpers. Aminosäuren können sich wie Perlen aneinanderbinden und ergeben in einer langen Kette ein Eiweißmolekül. Im Körper erfüllen diese winzigen Eiweißbausteine unterschiedliche, zum Teil lebenswichtige Aufgaben.

Die unterschiedlichen Arten von Aminosäuren		
Essenzielle Aminosäuren	**Semi-essenzielle Aminosäuren**	**Nicht essenzielle Aminosäuren**
Unser Körper kann diese Aminosäuren selbst nicht herstellen - sie müssen über die Nahrung zugeführt werden.	Bei ungenügender Zufuhr essenzieller Aminosäuren ist die notwendige körpereigene Eiweißbildung nicht ausreichend möglich.	Diese Aminosäuren kann der Körper selbst produzieren.
• Isoleucin • Leucin • Valin • Lysin • Methionin • Phenylalanin • Threonin • Tryptophan	• Arginin • Histidin	• Glycin • Alanin • Serin • Cystein • Tyrosin • Prolin • Glutaminsäure • Glutamin • Asparaginsäure • Asparagin

Was sind die wichtigsten Funktionen?

- Proteinbildung
- Steuerung des Zellstoffwechsels
- Steuerung der Hormonbildung
- Übertragung der Signale im Gehirn
- Steuerung des Knochenstoffwechsels
- Transport und Speicherung von Nährstoffen
- Regulation des Herz-Kreislauf-Systems
- Erhalt des Immunsystems
- Regeneration des Muskelgewebes

Wichtige Aminosäuren im Porträt

Aminosäuren sind für den Aufbau von Haut, Bindegewebe und Muskulatur von Bedeutung – ebenso benötigt sie unser Körper zum Nährstofftransport oder zur Unterstützung der Abwehrkräfte. Und: Aminosäuren spielen eine wichtige Rolle im Neurotransmittermetabolismus. Glycin (siehe auch Kapitel 1 auf Seite 41), Glutaminsäure und Asparaginsäure fungieren gar selbst als Neurotransmitter. So klein Aminosäuren in ihrer Struktur auch sein mögen – was unser Wohlbefinden anbelangt, leisten sie Großes.

Glutamin – Balsam für den Darm

Keine andere Aminosäure ist an so vielen Stoffwechselprozessen beteiligt wie Glutamin – gleichzeitig ist das auch die am häufigsten vorkommende Aminosäure im Körper. Die meisten Gewebe sind in der Lage, selbst Glutamin zu bilden. Zu den Hauptproduzenten gehören die Lunge, das Gehirn und vor allem die Skelettmuskulatur – 60 Prozent unserer Skelettmuskulatur bestehen aus Glutamin. Die Eigenproduktion gerät unter Umständen jedoch ins Wanken: Während außerordentlicher Belastungen, zum Beispiel bei Infektionen, nach Operationen oder bei anhaltendem Stress, kann sich der Bedarf an Glutamin auf das bis zu Drei- oder Vierfache des normalen Verbrauchs erhöhen. Vermehrte Infektanfälligkeit, verminderte Leistungsfähigkeit, Erschöpfungszustände sowie innere Unruhe und Angstzustände können Anzeichen eines Mangels sein.

Die Aminosäure nimmt eine wichtige Rolle im Hirnstoffwechsel ein. Die dem Glutamin verwandte Glutaminsäure ist selbst ein wichtiger stimulierender Neurotransmitter. Glutaminsäure kann sich wiederum mithilfe von Vitamin B_6, Vitamin B_{12} und Mangan auch in GABA umwandeln. GABA macht uns bekannterweise gelassener. Des Weiteren ist Glutamin ein wichtiges Substrat für unsere sich schnell teilenden Zellen wie die Immunzellen und die Zellen der Darmschleimhaut – es stärkt die Darmbarriere und kann Entzündungen reduzieren.

Glycin – hilfreich bei Angst und Panik

Mit dieser Aminosäure haben wir bereits im ersten Kapitel auf Seite 41 Bekanntschaft geschlossen, als wir uns sämtliche Neurotransmitter genauer angesehen haben. In unserem Nervensystem wirkt Glycin also als Botenstoff – es übermittelt das Signal für Ruhe und kann so bei Ein- und Durchschlafstörungen helfen. Auch im Kampf gegen Ängste und Panikattacken erweist sich die Aminosäure als guter Verbündeter. Glycin vermindert die Freisetzung von Noradrenalin im Gehirn. Durch ihren agonistischen (in gleicher Richtung wirkenden) Effekt an glutamatergen NMDA-

Rezeptoren wird die Aminosäure auch zur Behandlung von Zwangsstörungen eingesetzt. Glycin wird außerdem für die Herstellung unterschiedlicher Enzyme benötigt - nur so bleibt unser Stoffwechsel im Gleichgewicht.

Lysin – gewappnet gegen Stress

Lysin kann dem Immunsystem auf die Sprünge helfen. Die Aminosäure besitzt eine antivirale Wirkung - insbesondere gegen das *Herpes-simplex*-Virus. Lysin spielt besonders im Hinblick auf die Zellteilung eine wichtige Rolle. Es trägt zum Wachstum, zur Gewebereparatur und zur Gefäßstabilität bei. Außerdem ist die Aminosäure an der Bildung von Antikörpern, Enzymen und Hormonen beteiligt. Über GABA-A-Rezeptoren entfaltet Lysin eine beruhigende Wirkung - es kann so zu einer verbesserten Stresstoleranz und zu einer Verminderung von Ängstlichkeit beitragen. Studien haben gezeigt, dass insbesondere eine Kombination von Lysin und Arginin hilfreich sein kann - vermutlich durch eine teilweise Hemmung von 5-HT4-Rezeptoren (das sind bestimmte Serotoninrezeptoren) im Gehirn.

Gut zu wissen: Lysin und Arginin verwenden das gleiche Transportprotein - bei der Absorption konkurrieren die Aminosäuren also miteinander. Supplementiert man beide Aminosäuren, sollten diese getrennt voneinander und außerhalb der Mahlzeiten eingenommen werden. Eine Langzeitsupplementierung mit hohen Lysindosen kann den Argininstatus senken.

Tryptophan – Amino-Fröhlich-Macher

Wenn es um unser seelisches Wohlbefinden geht, nimmt Tryptophan einen Podestplatz ein. Gar nicht so sehr das Tryptophan an sich ist dafür ausschlaggebend, sondern vielmehr seine zahlreichen biologisch-aktiven Zwischenprodukte. In unserem Körper wird Tryptophan über zwei Stoffwechselwege abgebaut. Zum einen über den Kynureninstoffwechsel, der wichtige Zwischenstufen für den Energiestoffwechsel liefert. Und zum anderen über den Serotoninstoffwechsel. Als Vorstufe des Neurotransmitters Serotonin reguliert Tryptophan unsere Stimmung und den Appetit. Als Vorstufe des Hormons Melatonin nimmt Tryptophan auf unseren Schlafrhythmus und das Schmerzempfinden Einfluss.

Auch unser Mikrobiom profitiert von der Aminosäure: Unsere protektiven Bakterienstämme können Tryptophan verstoffwechseln. Die entstehenden Abbauprodukte wirken sich wiederum förderlich auf unsere Darmgesundheit aus. Apropos Darm - apropos Essen: Tryptophan kommt in einer Vielzahl von Lebensmitteln vor, wie Bananen, Haferflocken und Bitterschokolade. Unglücklicherweise kommt es vor der Blut-Hirn-Schranke zu einem kleinen Gefecht. Sämtliche Aminosäuren rangeln um den Eintritt und versuchen, sich gegenseitig ein Bein zu stellen. Kohlenhydrate verbessern die Aufnahme von Tryptophan. Sobald Zuckermoleküle im Blutkreislauf schwimmen, setzt die Bauchspeicheldrüse das Hormon Insulin frei. Insulin stellt dem Tryptophan quasi einen VIP-Passierschein aus und hilft ihm dabei, die Blut-Hirn-Schranke zu passieren.

Tyrosin – Antriebsfeder für triste Zeiten

Unsere Schilddrüse ist auf die Aminosäure angewiesen: Nur mit freundlicher Unterstützung von Tyrosin können die Schilddrüsenhormone Thyroxin (T4) und Trijodthyronin (T3) gebildet werden. Daneben ist Tyrosin die Ausgangssubstanz für die Bildung sämtlicher Katecholamine - es fungiert als Vorstufe der Neurotransmitter Dopamin, Noradrenalin und Adrenalin. Auch dieses noradrenerge System kann an der Entstehung von Depressionen beteiligt sein. Tyrosin wirkt gleichermaßen energiesteigernd wie stimmungsaufhellend - insgesamt fördert es unsere Stressresistenz. Eine Supplementierung von Tyrosin erweist sich vor allem bei stressinduzierten Depressionen, die mit Erschöpfungszuständen einhergehen, als hilfreich.

Aminosäuren-Therapie – was gilt es zu beachten?

Für alle Aminosäuren gilt: Ein Ungleichgewicht oder eine verminderte Verfügbarkeit können zu psychischen Befindlichkeitsstörungen führen. Die meisten Aminosäuren gelangen nicht einfach über den Blutweg zu den Nervenzellen, sondern sie müssen zuvor die Blut-Hirn-Schranke passieren. Als Eintrittsticket fungieren sogenannte Carrier-Proteine. Deren Aktivität wird wiederum erheblich von der Konzentration aller Aminosäuren im Blutserum bestimmt.

Bei einer Therapie mit Aminosäuren gilt in besonderem Maße, dass die Wirksamkeit von der richtigen Einstellung abhängt: Damit eine bestimmte Aminosäure ihre Wirkung entfalten kann, müssen alle anderen Aminosäuren in den jeweils für sie passenden Konzentrationen vorhanden sein. Man kann sich vorstellen, dass dies ein Sisyphus-Unterfangen ist. Salopp formuliert heißt das: Irgendwelche Tabletten nach dem Zufallsprinzip einzuwerfen, ist schlichtweg sinnlos.

Fazit: Der Bedarf der Aminosäuren sollte exakt dem Stoffwechsel angepasst werden - das gelingt am besten über eine Blutanalyse.

Phytotherapie – die Heilkraft der Pflanzen nutzen

Wussten Sie, dass Orang-Utans ihre Futtervorlieben ändern, wenn sie von Wehwehchen geplagt werden? Bei Durchfall begeben sich die Affen auf die Suche nach Heilpflanzen, die sie unter normalen Umständen gänzlich meiden würden. Ein Zufall? Wohl kaum! Die Präferenz exquisiter Kräuter im Krankheitsfall ist vielmehr Beweis eines tadellos funktionierenden Instinkts. Bestimmte Pflanzeninhaltsstoffe normalisieren den gestörten Verdauungstrakt der Tiere und beschleunigen deren Rekonvaleszenz.

Doch nicht nur unsere nächsten Verwandten bedienen sich der Heilkraft von Kräutern, Wurzeln und Co. Die Phytotherapie hat eine lange Tradition in allen Kulturen und repräsentiert die Ursprünge der Medizin - lange bevor im 19. Jahrhundert die heute weitverbreiteten synthetischen Arzneimittel aufgekommen sind. Schenkt man den Worten des griechischen Geschichtsschreibers Herodot Glauben, so erhielt jeder Arbeiter beim Bau der großen Pyramide eine üppige Menge Rettich, Zwiebeln und Knoblauch - täglich! Gewiss war das wirkungsvoll - vor allem im Hinblick auf eine Krankheitsprävention. Sicher ließ sich damit aber auch Dracula, der Berufsvampir, fernhalten. Wie können wir uns die komplexen Wirkmechanismen der Pflanzenmedizin zunutze machen?

Der Reichtum der Naturapotheke

Über 50 000 verschiedene Pflanzen werden weltweit für medizinische Zwecke genutzt - sei es für die traditionelle oder die moderne Medizin. Viele Arzneistoffe, die wir heute größtenteils industriell herstellen, gehen auf pflanzliche Wirkstoffe zurück - so auch Aspirin. Der Wirkstoff Acetylsalicylsäure wurde über Jahrhunderte aus der Rinde des Weidenbaums gewonnen. Auch Opium, ein Rausch- und Betäubungsmittel, wurde seinerzeit durch Anritzen unreifer Samenkapseln des Schlafmohns extrahiert. Fest steht: In Pflanzen steckt eine geballte Heilkraft.

Synthetische Arzneimittel bestehen in der Regel nur aus einem oder wenigen klar definierten chemischen Wirkstoffen. Bei Phytopharmazeutika ist das anders - sie enthalten eine Vielzahl an potenziell aktiven Substanzen. Typischerweise sind Pflanzentherapeutika Vielstoffgemische, die nach einem Multi-Target-Mechanismus agieren. Das bedeutet: Im Körper sind diese unzähligen pflanzlichen Inhaltsstoffe an unterschiedlichen molekularen Zielstrukturen gleichzeitig aktiv. Ein

Jackpot für unsere Gesundheit: Denn so werden vielfältige therapeutische Impulse gesetzt – in unserem gesamten Organismus.

Pflanzliche Hormonschmeichler im Porträt

Dass Pflanzen stets in Richtung Licht wachsen, dass sie ihr Blätterkleid im Herbst abwerfen und im Frühjahr Blüten treiben – das alles ist nicht bloß Glückssache. Ein ausgeklügeltes Kommunikationssystem aus winzigen Signalmolekülen hilft den Gewächsen, abzuwägen, wann der jeweils passende Zeitpunkt gekommen ist. Im Pflanzenreich werden diese Sprachkünstler Phytohormone genannt – das sind Stoffe, die in Blumen, Sträuchern und Bäumen ähnlich wirken wie Hormone in uns. Phytohormone sind so sprachtalentiert, dass sie ihre Aufgabe auch in unserem Organismus erfüllen können. Unsere Hormonrezeptoren erkennen hormonartig wirkende Pflanzenstoffe – durch sie kann ein Hormonmangel ausgeglichen werden. Wie das geht? Entweder binden Phytohormone an bestimmte Rezeptoren oder sie modulieren unsere Hormone auf anderem Wege – zum Beispiel über Neurotransmitter.

Phytoestrogene

Am Anfang stand das Schaf – das nicht vermehrungsfähige Schaf, um genau zu sein. Eine ganze Herde an unfruchtbaren Schafen sorgte in den 50er-Jahren für Stirnrunzeln bei den Hirten. Der Verursacher war rasch entlarvt: Ein Klee, den die blökenden Tiere mit Inbrunst fraßen, hatte vorübergehenden Einfluss auf deren Fertilität. Dumm für die Schäfchen, gut für uns: Damit begann die Ära der Phytoestrogene – entdeckt von australischen Schafen.

Von ihrer Struktur sind Phytoestrogene nicht baugleich, sie können aber an den gleichen Rezeptoren anbinden wie unsere körpereigenen Estrogene. Bisher wurden zwei Subtypen von Estrogenrezeptoren – α und β – identifiziert, die sich in jeweils anderen Organen befinden und unterschiedliche Wirkungen entfalten. Alpha-Estrogen-Rezeptoren kommen vor allem in der Gebärmutter, in der Brust und in der Leber vor – sie haben überwiegend entzündungsfördernde Eigenschaften. Pflanzenhormone binden überwiegend an Beta-Estrogen-Rezeptoren – sie finden sich vor allem im Darm, im Knochengewebe und in den Gefäßwänden und bewirken genau das Gegenteil, nämlich eine Entzündungshemmung.

Generell haben Phytohormone einen geringeren Wirkungsgrad als unsere körpereigenen Hormone. Das ist allerdings kein Nachteil: Abhängig von der Estrogenkonzentration in unserem Körper können Phytoestrogene die Estrogenwirkung entweder abschwächen (antagonistische Wirkung) oder steigern (agonistische Wirkung). Im Idealfall kann sich unser Körper so genau die Stoffe und Dosen herauspicken, die er gerade braucht.

Soja und Rotklee – die Bekannten

Zu den bekanntesten Phytoestrogenen zählen die Isoflavone - sie sind in bestimmten Hülsenfrüchten enthalten, wie in der Sojapflanze und in Rotklee. Besonders aktiv ist das in Soja enthaltene Isoflavon Genistein - es wird gerne im Kampf gegen Wechseljahresbeschwerden eingesetzt. Kleiner Wermutstropfen: Nicht jede Frau profitiert davon. Genistein selbst hat keine hormonelle Wirkung, es muss erst von bestimmten Darmbakterien in das wirksame Molekül Equol umgewandelt werden. Fehlen diese Transformatorspezialisten im Darm, so bleibt die Wirkung aus.

Im Gegensatz zu Estrogenen, die zu den Steroiden gehören, sind Phytoestrogene Polyphenolverbindungen. Zu ihnen zählen pflanzliche Stoffgruppen wie Isoflavone, Lignane, Coumestane und Flavonoide.

Auch blühender Rotklee enthält hormonartig wirkende Isoflavone sowie Gerbstoffe, Cumarine, Asparagin, ätherische Öle und Salicylsäure. Die Pflanze kann Hitzewallungen und Schlafstörungen lindern. Daneben hat Rotklee zellschützende, entzündungshemmende und blutreinigende Eigenschaften.

Traubensilberkerze – die Sanfte

Unerwünschte Nebenwirkungen auf das Brust- oder Gebärmuttergewebe sind bei der Traubensilberkerze nicht zu befürchten. Ihre Inhaltsstoffe scheinen direkt in den Nervenstrukturen in Gehirn und Rückenmark zu wirken. Bereits die amerikanischen Ureinwohner setzten die Traubensilberkerze als Therapeutikum bei Wechseljahresbeschwerden ein - daher stammt auch der Name »indianische Frauenwurzel«. Vor allem Hitzewallungen und Schweißausbrüche sind mit Extrakten aus dem getrockneten Wurzelstock gut behandelbar. Aber auch auf die Psyche nimmt die Pflanze Einfluss. Die Traubensilberkerze lindert Stimmungsschwankungen, depressive Verstimmungen und Reizbarkeit.

Leinsamen, Vollkornprodukte und Co – die Ausgleichenden

Alle diese Lebensmittel haben eines gemein: Sie liefern uns Lignane, sprich bioaktive Substanzen, die in unserem Körper estrogenartig wirken. Besonders hohe Konzentrationen davon finden sich in Leinsamen. Lignane aus Leinsaat werden von unserer Darmflora unter anderem zu den schwach estrogen-aktiven Metaboliten Enterodiol und Enterolacton verstoffwechselt. Ganze Saaten passieren unseren Darmtrakt unverdaut und ungenutzt - also ab in die Schrotmühle damit! Wie bei allen Phytoestrogenen hängt die Wirkung der Lignane vom körpereigenen Estrogenspiegel ab. Bei einem Mangel können die Pflanzenwirkstoffe unangenehme Symptome lindern. Bei einer Estrogendominanz senken Lignane den Estrogenspiegel hingegen, indem sie die Hormonrezeptoren für Estrogen mit einem schwächeren Estrogen besetzen. Neben Leinschrot sind auch Roggen, Weizen, Gerste, Hafer, Vollkornreis und Brokkoli reich an Lignanen.

Phytoprogesteron

Phytoprogesteron ist in der Natur sehr verbreitet und kommt in vielen Pflanzen vor. So zeigt beispielsweise der Walnussbaum gerne seine feminine Seite - seine Blätter enthalten reines Progesteron, das mit dem menschlichen vollkommen identisch ist. Es gibt aber auch noch weitere Pflanzen mit progesteronähnlicher Wirkung wie die *Mexican Wild Yam* (Yamswurzel), den Mönchspfeffer und die Schafgarbe - um nur einige der harmonisierenden Helfer zu nennen.

Mönchspfeffer – der Klassiker

Um den Mönchspfeffer - auch Keuschschlamm genannt - ranken sich viele Mythen. Man munkelt, dass die Früchte seinerzeit als Pfefferersatz in Klöstern beliebt waren, um den Mönchen das sexuell abstinente Leben zu erleichtern. Damit ihre anaphrodisierende Wirkung tatsächlich zum Tragen kommt, müssen die Früchte jedoch pur und in größerer Menge verzehrt werden. In moderaten Dosen hat der Mönchspfeffer vor allem hormonregulierende Eigenschaften. Er kann so zur Linderung des prämenstruellen Syndroms und bei Menstruationsstörungen eingesetzt werden - ebenso vor allem zu Beginn der Wechseljahre, in der frühen Perimenopause. Mönchspfeffer ist ein Progesteron-Sympathisant mit dopaminerger Wirkung. Seine enthaltenen Diterpene können an die Dopamin-2-Rezeptoren andocken. Dadurch wird die Ausschüttung von Prolaktin gehemmt, das in der Stillzeit für die Milchbildung vonnöten ist, aber auch bei Stress ausgeschüttet wird. Prolaktin und Progesteron passen einfach nicht zusammen - durch zu viel Prolaktin wird das Progesteron verdrängt. Die Einnahme von Mönchspfeffer sollte immer über einen längeren Zeitraum erfolgen - bei Frauen mit aufrechtem Zyklus über mindestens drei Monate.

Schafgarbe – die unscheinbare Heldin

Wie weißer Blütenschnee leuchtet uns die Schafgarbe am Wegrand entgegen. Als eine der ältesten Heilpflanzen enthält auch sie Phytohormone, die ähnlich wie das menschliche Progesteron wirken - hilfreich bei sämtlichen Frauenleiden, insbesondere zur Zyklusregulierung. Die Bitterstoffe der Heilpflanze wirken verdauungs- und gallefördernd, ihre Gerbstoffe zusammenziehend und entzündungshemmend. Ein wässriger Auszug der Schafgarbe regt die Magensaftproduktion an, fördert die Sekretion von Gallensaft und kann Krämpfe lindern - nicht umsonst wird die Schafgarbe im Volksmund »Bauchwehkraut« genannt. Das in der Schafgarbe enthaltene ätherische Öl Chamazulen ist keimhemmend. Eben diesen ätherischen Ölen wird auch eine beruhigende, angstlösende Wirkung zugesprochen.

Frauenmantel – der Beschützer

Mit den zarten, gelb-grünen Blüten ist der Frauenmantel ein richtiger Hingucker. Seine gefächerten Blätter, die sich wie ein Mantel schützend und umhüllend ausbreiten, machen aus ihm eine wunderbare »Kuschelpflanze«. Einer Legende nach soll der Frauenmantel über mystische Kräfte verfügen - im Kleinen, als natürliches Mittel gegen Stress, mag das sogar stimmen. Fest steht: Der Frauenmantel ist die perfekte Heilpflanze für fast alle Frauenerkrankungen. Frauenmantel wirkt stimulierend auf die Gelbkörperhormonproduktion und wird gerne bei unregelmäßigen Zyklen eingesetzt. Seine hormonregulierende Wirkung ist auch bei Wechseljahresbeschwerden von Nutzen.

Adaptogene – für unser inneres Gleichgewicht

Auch in der Flora herrscht nicht immer eitel Sonnenschein. Im Gegenteil: Schlechte Witterungsbedingungen und Fressfeinde strapazieren die grünen Lebewesen in ihrem Dasein. Was ist das Geheimnis, das Pflanzen resistenter macht? Bioaktive, sekundäre Pflanzenstoffe verleihen Kräutern, Wurzeln und Pilzen ihre wundersame Widerstandskraft. Besonders resiliente Revoluzzer-Pflanzen werden als Adaptogene bezeichnet - mit ihnen hält die Natur eine spezielle Gruppe innerhalb der Heilpflanzen bereit. Egal in welche Richtung unser Körper aus dem Gleichgewicht gerät - Adaptogene helfen, ihn wieder in Balance zu bringen. Sie wirken genau dort, wo normalerweise Cortisol ausgeschüttet wird: an der Stressachse unseres Körpers. Das Besondere an diesen pflanzlichen Tausendsassas ist: Adaptogene können uns beruhigen und gleichzeitig unsere Energie steigern - ohne uns jedoch übermäßig zu stimulieren.

Pflanzliche Stimmungsmacher im Porträt

Pflanzen wir uns doch einfach gute Laune – auf dem Balkon und im eigenen Garten. Schon allein, wenn wir von Grün umgeben sind, sinkt unser Stresslevel. Aber auch innerlich angewandt, haben manche Pflanzen großes Potenzial, unsere Stimmungskurve zu heben.

Das kleine ABC der Adaptogene (eine Auswahl)

- **Ashwagandha:** auch Schlafbeere genannt, hat angstlösende Eigenschaften und kann bei Schlaflosigkeit eingesetzt werden.
- **Chaga:** wird gerne als »König der Pilze« bezeichnet und wächst in russischen oder sibirischen Wäldern an der Rinde von Birken. Er wirkt entzündungshemmend und stärkt das Zentralnervensystem.
- **Chlorella:** eine Grünalge, ist reich an Chlorophyll, Proteinen, Aminosäuren sowie essenziellen Fettsäuren und wirkt blutbildend und antioxidativ.
- **Cordyceps:** Der Schlauchpilz wirkt sich positiv auf unsere Immunkraft aus und kann die körperliche Leistungsfähigkeit verbessern.
- **Ginseng:** ist eine krautartige Pflanze, die müde Geister vertreibt und bei Konzentrationsmangel eingesetzt werden kann.
- **Hericium erinaceus:** Der Igelstachelbart-Pilz wird traditionell bei entzündeter Magenschleimhaut und Reizdarm eingesetzt. Daneben hat er eine ausgleichende Wirkung auf die Psyche und kann depressive Verstimmungen lindern.
- **Reishi:** Der Glänzende Lackporling hat eine neuroprotektive Wirkung auf unser Gehirn. Traditionellerweise wird der »Pilz der Unsterblichkeit« bei Stress, Nervosität und innerer Unruhe zur Beruhigung und Aufrechterhaltung des inneren Gleichgewichts eingenommen.
- **Rosenwurz:** ist eines der beliebtesten Adaptogene. Vor allem Salidrosid, Rosavin, Rosin und Rosarin gelten als wirksame Inhaltsstoffe der Wurzel, deren Extrakt den Stresshormonspiegel senkt und den Energiestoffwechsel stimuliert.

Hormonell wirksame Pflanzen im Überblick

- **Estradiol:** Traubensilberkerze, Rotklee, Salbei, Hopfen, Melisse, Baldrian, Beinwell, Engelwurz, Ginseng, Granatapfel, Rosmarinsprossen, Brennnessel, Rhabarber, Muskatellersalbei, Süßholz
- **Estriol:** Leinsamen, Beinwell
- **Cortisol:** Adaptogene wie Schwarze Johannisbeere, Süßholz, Ingwer, Ginseng, Ashwaganda, *Astragalus*, Ulme, Ginkgo, Vogelmiere, *Avena sativa*, *Rhodiola rosea*, *Tulsi*, *Eleutherococcus*, *Reishi*, *Cordyceps*, *Schisandra*
- **DHEA:** Yamswurzel, Adaptogene (siehe Seite 131)
- **Melatonin:** Johanniskraut, Passionsblume
- **Progesteron:** Yamswurzel, Mönchspfeffer, Frauenmantel, Schafgarbe, Beifuß
- **Testosteron:** Petersilie, *Avena sativa*, Eichenknospe, Gelée Royale, Maca, Bockshornklee, Brennnessel, Erd-Burzeldorn, Ginseng, *Hypoxis rooperi*, Ingwer, Knoblauch, Kürbis, Sägepalme, Sarsaparille, Schwarzer Pfeffer, *Muira puama*, *Yohimbe*

Johanniskraut – das pflanzliche Antidepressivum

Johanniskraut gilt als natürliches Antidepressivum - mit ähnlichem Wirkmechanismus, wie ihn auch seine synthetischen Kollegen, die SSRI (Serotonin-Wiederaufnahmehemmer), haben: Auch Johanniskraut hat einen positiven Einfluss auf unsere körpereigene Glückswerkstatt. Der stimmungsaufhellende Effekt wird hauptsächlich dem Inhaltsstoff Hyperforin zugeschrieben. Studien haben gezeigt, dass Medikamente mit niedrigem Hyperforingehalt nicht so gut wirken wie solche mit hohem Gehalt. Bei milder und mittelschwerer Depression kann ein Johanniskrautpräparat mit einer Dosis von 600 bis 900 Milligramm gute Dienste leisten. Nun ist es aber so, dass Depressionen und Angst häufig Hand in Hand gehen. Manche Menschen mit sehr hohem Angstpegel sprechen weniger gut auf Johanniskrautpräparate an. In diesem Fall kann es sich lohnen, eine Kombination aus Johanniskraut und Lavendel auszuprobieren.

Und noch etwas sollte man im Auge behalten: Hochdosierter Johanniskrautextrakt aktiviert bestimmte Enzyme in der Leber, die unter anderem für den Abbau anderer Medikamente verantwortlich sind. Aufgrund möglicher Wechselwirkungen ist es daher ratsam, die Einnahme und Dosierung von Johanniskraut mit einem Arzt abzuklären.

Lavendel – der Angstlöser

Die dufte Gartenpflanze hat eine harmonisierende Wirkung auf das vegetative Nervensystem, das unter anderem unsere Atmung, den Blutdruck und unseren Puls steuert. Lavendel geht nicht nur auf den Kalziumkanal wie Pregabalin – ein synthetischer Arzneistoff, der häufig bei generalisierter Angststörung zum Einsatz kommt. Vielmehr haben die Wirkstoffe der violett blühenden Heilpflanze auch Einfluss auf andere Strukturen wie den Serotonin-1A-Rezeptor 5-HT1A. Lavendel reduziert die Ausschüttung von Botenstoffen, die für die Übererregbarkeit von Nervenzellen verantwortlich sind. Unruhezustände und Begleitsymptome wie Schlafstörungen und somatische Beschwerden werden so gelindert.

Haferstroh – das Nerventonikum

Hafer ist ein wahres Stehaufmännchen. Seine Rispen wiegen sich im Wind und richten sich selbst nach heftigen Unwettern wieder auf. Auch unsere Psyche wird durch die Haferpflanze vor den kleinen und großen Stürmen des Lebens geschützt. Sie ist ein hervorragendes Nerventonikum, das uns fröhlicher machen kann – uns sticht dann im wahrsten Sinne des Wortes der Hafer. Tee aus grünem Haferkraut, das kurz vor der Vollblüte geerntet wird, findet außerdem Verwendung bei nervöser Erschöpfung, Schlaflosigkeit und Nervenschwäche.

Safran – Gold für die Seele

Bis zu 200 000 Blüten braucht es für ein Kilo Safran. Von dem ohnehin nicht besonders großen Krokus werden lediglich die Stempelfäden der Blüte verwendet – auch für Heilzwecke. Die sekundären Pflanzenstoffe Crocin und Crocetin verleihen dem Safran seine orange-gelbe Farbe – unsere Zellen werden durch sie vor oxidativen Schäden durch freie Radikale geschützt. Der Inhaltsstoff Crocin wirkt auch auf das zentrale Nervensystem – er greift in den Serotoninhaushalt ein und kann die Stimmung verbessern. Safran vermag es, leichte bis mittelschwere Angstsymptome sowie Depressionen zu lindern, wie mehrere klinische Studien belegen. Die Wirkung der Heilpflanze bei Depressionen ist mit Standard-Antidepressiva wie Fluoxetin vergleichbar. Dem Inhaltsstoff Safranal, einem flüchtigen Öl, das für den typischen Safrangeruch sorgt, ist ebenfalls eine antidepressive Wirkung eigen. Das liegt daran, dass der Wirkstoff Entzündungen im Gehirn reduziert, die bei Depressionen eine Rolle spielen können.

Pflanzliche Schlafboten im Porträt

Schlafen wie ein Murmeltier, heißt es in der Redensart. Tatsächlich machen Alpenmurmeltiere sechs, sieben und im Hochgebirge sogar bis zu neun Monate lang ein Schläfchen. Wie fein! Unsereins würde sich oft schon wünschen, wenigstens sieben Stunden am Stück in Morpheus' Armen liegen zu dürfen. Manche Pflanzen können uns dahingehend unterstützen - sie verhelfen uns zu ruhigen Nächten.

Baldrian – ruhige Nacht, entspannter Tag

Wie andere Pflanzen mit starkem Aroma wurde auch die »Stinkwurzel« früher verwendet, um böse Geister abzuwehren. Verantwortlich für den charakteristischen Geruch ist die Isovaleriansäure. Im Zusammenspiel mit anderen Wirkstoffen wie ätherischen Ölen, Valerensäure und Lignanen kann Baldrian bei nervös bedingten Einschlafstörungen helfen. Das Besondere an der Wurzel ist, dass sie tagsüber beruhigend und abends schlaffördernd wirkt. Alle synthetischen Schlafmittel verändern das Schlafprofil: Mit Benzodiazepinen und Z-Substanzen nimmt der Anteil des besonders erholsamen Tiefschlafes, aber auch des REM-Schlafs, in der Nacht ab. Bei Baldrianpräparaten ist das nicht der Fall. Um eine Wirkung zu erzielen, sollte die Dosis jedoch ausreichend hoch sein (400 bis 600 Milligramm Trockenextrakt) oder eine synergistische Kombination mit anderen sedativ wirkenden Arzneipflanzen eingesetzt werden.

Hopfen – sanft ins Schlummerland gleiten

Humulus lupulus, besser unter Hopfen bekannt, wird nicht nur von Anhängern der Bierkultur gehuldigt. Seine Inhaltsstoffe Humulon und Lupulon werden im Brauwesen gerne als Konservierungsstoffe eingesetzt. Daneben haben diese Bitterstoffe aber auch schlaffördernde Eigenschaften. Sie greifen an verschiedenen Andockstellen im Körper an, die den Schlaf-Wach-Rhythmus regeln. Der Effekt ist mild und tritt etwa 30 bis 60 Minuten nach Einnahme ein.

Passionsblume – die Anti-Stress-Pflanze

Die Passionsblume wird seit mehreren Jahrhunderten in der Behandlung stressbedingter Symptome eingesetzt. Aus gutem Grund: Extrakte aus Passionsblumenkraut können die GABA-Wiederaufnahme hemmen. Wir erinnern uns: Der GABA-Rezeptor ist für das Gleichgewicht zwischen Erregung und Dämpfung verantwortlich. Genau genommen besteht er aus fünf Untereinheiten, die gemeinsam einen speziellen Chloridkanal formen. Die Inhaltsstoffe der Passionsblume binden am selben Rezeptor wie das körpereigene GABA. Folglich kommt es zur Öffnung dieses Chloridkanals. Der vermehrte Einstrom von Chloridionen in die Nervenzelle bewirkt wiederum eine verminderte Reizüberleitung. Das hat besänftigende Auswirkungen auf unser vegetatives Nervensystem: Chill-out-Modus an! Die Passionsblume hilft uns dabei, abzuschalten, was sich besonders bei Ein- und Durchschlafstörungen bewährt - die Schlafeffizienz verbessert sich. Ganz allgemein können wir uns die beruhigende Wirkung der Passionsblume bei akuter Stressbelastung und nervösen Unruhezuständen zunutze machen.

Zitronenmelisse – wenn der Kopf am Einschlafen hindert

Als eines der ältesten und bekanntesten Heilkräuter ist die Melisse in vielen Kloster- und Kräutergärten zu finden. Und nicht nur dort: Die zitronig duftende Pflanze ist stark wuchernd und wird, einmal ausgesät, auch im heimischen Garten zum Selbstläufer. Kosenamen wie Frauenwohl, Nervenkräutel und Herztrost weisen auf ihre vielseitige Verwendung hin. Überall dort, wo rhythmische Abläufe im Körper gestört sind, kommt die Zitronenmelisse zur Anwendung - so unter anderem bei Menstruationsbeschwerden und funktionellen Magen- und Darmstörungen.

Noch mehr Pflanzenpower: Beschwerden und ihre Heilpflanzen

- **Ängste und Schlafstörungen:** Helm- und Eisenkraut, Baldrian, Hopfen, Passionsblume, Herzgespann, Lavendel und Ashwagandha
- **Depressionen:** Hopfen, Angelika, Haferstroh, Rosenwurz, Escholtzie-Goldmohn, Safran
- **Erschöpfungszustände:** Damiana, *Pueraria mirifica*, Rosmarin, Gelée royale, Maca, Vanille und Tonkabohne, Ginseng, Brahmi, Rosenwurz, Taigawurzel
- **Hashimoto-Thyreoiditis:** Johannisbeere, Heckenrose, Basilikum, Wolfstrappkraut (bei vorübergehender Überfunktion)
- **Hypophysenunterfunktion:** Basilikum, Wacholder, Zitronenmelisse, Mistel
- **Nebennierenrindenschwäche:** Schwarze Johannisbeere, Süßholz, Ingwer, Ginseng, Ashwaganda, *Astragalus*, Ulme, Ginkgo, Vogelmiere, *Avena sativa*, *Rhodiola rosea*, *Tulsi*, *Eleutherococcus*, *Reishi*, *Cordyceps*, *Schisandra*
- **Schilddrüse allgemein:** Blasentang, Knotentang, Kamille, Vogelmiere, Schwarzwurzel, Isländisch Moos, Süßholz
- **Wallungen:** Mönchspfeffer, Frauenmantel, Salbei, Yamswurzel, Traubensilberkerze, Muskatellersalbei

Als hervorragendes Nervenberuhigungsmittel hilft sie auch gegen nervös bedingte Schlafstörungen und fördert einen erholsamen Schlaf. Dabei ist wieder einmal ein alter Bekannter, nämlich GABA, im Spiel. Melissenblätter enthalten ein ätherisches Öl, das einen hemmenden Einfluss auf die GABA-Transaminase hat. Hauptkomponenten des ätherischen Öls sind Citral und Citronellal.

Entgiften - die körpereigene Müllabfuhr unterstützen

Den Körper entgiften? Das klingt etwas seltsam - ganz so, als ob wir unseren Organen mit Besen und Schaufel hinterherlaufen müssten. Ganz so dramatisch ist die Lage natürlich nicht, verfügen wir doch über ein sehr gutes inneres Reinigungssystem. Ohne es wäre unser Körper im wahrsten Sinne des Wortes belastet. Beim Entgiften geht es weniger darum, unserem Organismus die Arbeit abzunehmen. Vielmehr gilt es, unseren Saubermachern alias Leber, Nieren und Darm ein wenig unter die Arme zugreifen.

Unser innerer Putztrupp im Rampenlicht

Täglich fallen Abfallprodukte an - jede Sekunde. Einerseits entstehen sie durch unseren Stoffwechsel, zum Beispiel bei der Energiegewinnung in unseren Zellen. Andererseits handelt es sich dabei um Stoffe, die wir über die Haut oder unsere Nahrung aufnehmen. Unser körpereigener Putztrupp ist damit jeden Tag aufs Neue schwer gefordert. Wer sind diese Helden?

Nase und Rachen – Abwehr an oberster Front

Mithilfe der Nasenhaare und Flimmerhärchen der Schleimhaut reinigt sich die Nase von Pollen und anderen Kleinstpartikeln. Gelingt es unerwünschten Fremdstoffen dennoch, weiter vorzudringen, so befinden sich in der Mund- und Rachenhöhle bereits unsere Mandeln in Habachtstellung: Sie sind das Herzstück des lymphatischen Rachenrings und die Wächter des Immunsystems. Die Abwehrfunktion im Nasen-Rachen-Raum kann jedoch leicht beeinträchtigt werden - etwa durch Trockenheit und Kälte. Wenn wir sehr kalte Luft einatmen, dann ist die Funktion des Immunsystems lokal um bis zu 50 Prozent reduziert.

Die Leber – unsere kleine Chemiefabrik

An ihr führt kein Weg vorbei. Penibel inspiziert die Leber sämtliche Substanzen, die über die Blutgefäße zu ihr gelangen. Wie in einer Chemiefabrik werden hier Stoffe abgebaut, umgebaut oder zwischengespeichert. So bunkert die Leber beispielsweise Glykogen - solange, bis es gebraucht und dazu wieder in die aktive Form Glukose umgewandelt wird. Pestizide, Zusatzstoffe, Alkohol, aber auch Medikamentenrückstände - all das hält die Leber aus unserem Blutkreislauf fern. Als ein toller Teamplayer schützt sie andere Organe vor Schadstoffen. Beklagen tut sich das fleißige Organ nur selten, es wird höchstens einmal müde. Die Leber mag es gerne bitter: In pflanzlichen Lebensmitteln wie Chicorée, Endiviensalat, Löwenzahn, Radicchio und Rosenkohl enthaltene Bitterstoffe kurbeln die Gallensaftproduktion an und entlasten die Leber.

Die Nieren – die Filterspezialisten

Die Niere ist ein wahres Multitalent. Sie reguliert den Wasser- und Elektrolythaushalt und ist Entstehungsort für lebenswichtige Signalstoffe. So wird in ihr beispielsweise Erythropoetin produziert, welches die Bildung der roten Blutkörperchen im Knochenmark anregt. Die wahrscheinlich bekannteste Nierenfunktion ist die Entgiftung unseres Körpers. Mikroskopisch besteht die Niere aus circa einer Million Funktionseinheiten, den Nephronen - sie sind sozusagen die Kläranlage unseres Körpers. Durch diese winzigen Poren in den Blutgefäßen der Nierenkörperchen wird das Blut gefiltert. Ein ausgeklügeltes System: Stoffe wie Eiweiße und Elektrolyte werden zurückgehalten, damit sie dem Körper weiterhin zur Verfügung stehen. Schädliche oder unnütze Substanzen wie Harnstoff werden indes jeden Tag mit rund 1,5 Litern Urin ausgeschwemmt.

Täglich strömen 1500 Liter Blut durch unsere Nieren. Zum Vergleich: Eine durchschnittliche Badewanne fasst etwa 120 bis 150 Liter. Das heißt: Unsere Filterspezialisten bewältigen jeden Tag aufs Neue das Volumen von etwa 10 Badewannen Blut. Die Nieren danken uns eine ausreichende Flüssigkeitszufuhr, eine salzarme Ernährung und den Verzicht auf Alkohol.

Der Darm – die Reinigungsmaschine mit Ausgangsventil

Wir haben bereits in Kapitel 1 Bekanntschaft mit ihm geschlossen - mit dem Darm, dem kleinen Wunderwerk der Natur. Unermüdlich ist er im Einsatz, rund um die Uhr. Denn nicht alles, was wir in uns hineinfuttern, lässt sich auch verwerten - es bleiben Stoffe übrig, die entsorgt werden müssen. Bis es so weit ist und sich der Darm dieser überflüssigen Reste entledigt, hat er Großartiges geleistet. Es ist Zeit, ihm dafür entsprechend zu huldigen. Neben einer ausreichenden Flüssigkeitszufuhr und einer ballaststoffreichen Ernährung tut ihm eine Essenspause gut - so hat der Darm Zeit, sich zu regenerieren.

Ballast loswerden – wovon und wofür?

Wer auf Nahrung verzichtet, hat plötzlich etwas, das vielen Menschen im Alltag fehlt: Zeit - zum Ausruhen und Kraft tanken, vielleicht auch zum Nachdenken. Unser gesamter Organismus profitiert davon: Man weiß heute beispielsweise, dass es beim Fasten zu einer Art »Müllrecycling der Körperzellen« kommt. Auf dem Chefsessel dieser Recyclinganlage thront unser innerer Arzt. Rund um die Uhr wacht er über den zellulären Stoffwechsel und sorgt dafür, dass unerwünschte Besucher wie Viren und Co in der Zelle bekämpft und kurzerhand verspeist werden. Ratzfatz! Ähnliches geschieht mit geschädigten oder funktionslos gewordenen Proteinen - sie werden ebenfalls auf diese Weise aus dem Verkehr gezogen. Zuerst legt die Zelle eine Hülle um jene Bestandteile, die abgebaut werden sollen. Die Hülle schließt sich zum Autophagosom, einer Art Abfalleimer. Dieser verschmilzt dann mit Lysosomen, das sind kleine Bläschen voller Enzyme. Die Enzyme zerlegen die in der Hülle eingeschlossenen Bestandteile wiederum in kleine chemische Bausteine. Diese stehen ab sofort für die Produktion neuer Zellbestandteile zur Verfügung. Einerseits wird so verhindert, dass sich im Körper Berge von Müll ansammeln, andererseits werden Erneuerungsarbeiten in Gang gesetzt.

Paradoxerweise funktioniert dieser Prozess der Autophagie - das »Selbstfressen« - umso effektiver, je weniger Futternachschub von außen kommt. Denn recycelt wird vor allem dann, wenn der Körper kein Insulin ausschüttet - sprich während einer längeren Nahrungskarenz. In dieser Situation des Mangels ist die Zelle gezwungen, auf eigene Ressourcen zurückzugreifen. Sie baut ab, was nicht benötigt wird und gewinnt so neue Nährstoffe und Energie.

Im Grunde genommen ist der menschliche Organismus auf solche Essenspausen programmiert, war er doch in seiner Entwicklungsgeschichte sehr oft unfreiwilligen Nahrungspausen ausgesetzt. In Hungerzeiten kann der Körper von seinen Depots zehren: Zuerst verbraucht er die gespeicherten Kohlenhydrate, also Glykogen. Diese Reserven sind jedoch rasch aufgebraucht, sie reichen maximal für einen bis eineinhalb Tage. Dauert die Nahrungspause länger, meckert vor allem das Gehirn. Ohne Zucker setzt es sämtliche Werkseinstellungen zurück - und streikt. Es braucht also einen Plan B, die Gluconeogenese: Die Neubildung von Glukose erfolgt dabei überwiegend aus den Bausteinen der Proteine, den Aminosäuren, daneben auch aus Glycerin aus dem Fettgewebe sowie aus Lactat und Pyruvat. Später beginnt unser Körper, Ketone zu bilden, also spezielle Enzyme, die ihm dabei helfen, Fett als Energiequelle zu verwenden. Vereinfacht gesagt schaltet der Organismus bei der Nahrungskarenz von einer Ernährung »von außen« auf eine Ernährung »von innen« um. Das entlastet ungemein - gleichermaßen Körper wie Seele.

Back to the basics – Anregungen für eine Entlastungswoche

Frühstück: 0,5 Liter frisch gepresster Stangenselleriesaft (bei zu wenig Magensäure) oder 0,5 Liter grüner Saft (Gurke, Stangensellerie, Grünkohl, Ingwer, Apfel, Zitrone)

Mittagessen: grüner Salat oder Obst, gedämpftes Gemüse mit frischen Kräutern, Avocado, Gemüsesuppe

Abendessen: gedämpftes Gemüse mit frischen Kräutern, Avocado, Gemüsesuppe

Erwünscht sind:

- **Obst:** Blaubeeren, Himbeeren, Brombeeren, Erdbeeren, Johannisbeeren, Physalis, Papaya, Granatapfel, Grapefruit, Apfel, Orange
- **Gemüse:** Stangensellerie, Sprossen, Spinat, grüner Salat, Süßkartoffel, Gurke, Fenchel, Spargel, Brokkoli, Grünkohl, Artischocke, Rettich, Zucchini, Blumenkohl, Wirsing
- **Nüsse und Samen:** Hanfsamen, Leinsamen, Flohsamenschalen, Sesam, Walnüsse
- **Kräuter:** Korianderblätter, Petersilie, Knoblauch, Zwiebel, Ingwer, Zimt und alle frischen Kräuter
- **Fette und Öle:** Avocado, Kokosöl
- **Viel Flüssigkeit:** Über den Tag verteilt sollten Quell- oder Leitungswasser getrunken werden. Die Trinkmenge berechnet sich folgendermaßen: Ihr Körpergewicht in Kilogramm mal 35 Milliliter. Beispiel: 70 Kilogramm mal 35 Milliliter entspricht einer Trinkmenge von 2,45 Litern pro Tag.

Tipp: Um die Entgiftungsleistung der Leber zu optimieren, trinken Sie 0,5 Liter Wasser mit einer halben frisch gepressten Zitrone und einem Teelöffel frischem Ingwer. Bei der strengen Variante können fructosereiches Obst, Nüsse und Samen weggelassen werden.

Vermeiden sollte man:

- Zucker
- Alkohol
- Nikotin
- Koffein
- Fisch
- Fleisch
- Kuhmilchprodukte
- Ei
- Soja
- Mais
- Gluten
- Kartoffeln
- Reis
- alle einfachen Kohlenhydrate

Empfehlenswerte Nahrungsergänzungsmittel

- Probiotika 1-mal täglich nüchtern am Morgen
- Curcumin 3-mal täglich 1 Kapsel mit 500 Milligramm zum Essen
- Gerstengraspulver 1 Teelöffel täglich
- Zeolith 3-mal täglich 1 Messlöffel in 100 Milliliter Wasser zu den Mahlzeiten

Allgemeine Unterstützungsmaßnahmen

- täglich Bewegung machen: am besten 1 Stunde spazieren, walken, Tai-Chi, Yoga et cetera
- Infrarotsauna: 3-mal wöchentlich – leitet Gifte über die Haut aus und stärkt das Immunsystem
- Trampolinspringen: täglich 10 Minuten – regt den Lymphfluss an
- Massage, direkt danach 1 Liter Wasser mit einer frisch gepressten Zitrone trinken
- Basen-Voll- oder Fußbad, zum Beispiel mit Magnesiumflocken-Badekristallen
- Detox-Teemischung, zum Beispiel Brennnessel, Löwenzahn, Mate, Ingwer, Zitronengras, Zitronenverbene, Birkenblätter, Klettenwurzel, Brombeerblätter, Himbeerblätter, Olivenblätter, Blasentang, Borretsch, Pfefferminze, grüner Tee

Schwermetalle machen das Leben hart

Bis ins 19. Jahrhundert war Arsen eine beliebte Mordwaffe. Wer an das toxische Metall denkt, der mag damit vielleicht ermordete Könige und erschlichene Erbschaften assoziieren. Dass Arsen aber zu einem ganz alltäglichen Problem werden kann - das kommt vermutlich den wenigsten in den Sinn. Wenn sich Arsen in Lebensmitteln und Trinkwasser anreichert, dann belastet das unseren Körper chronisch. Arsen (im Übrigen das giftigste Element überhaupt) ist aber nicht der einzige schwere Brocken, der unserer Gesundheit im Weg steht. Tatsächlich sind die meisten von uns täglich einer Fülle an Schwermetallen ausgesetzt. Gegenstände, die wir berühren, die Luft, die wir atmen, bis hin zu den Lebensmitteln, die wir essen - das alles kann unerwünschte Substanzen enthalten. Und das alles kann uns über einen längeren Zeitraum schwer runterziehen.

Heavy Metal: toxische Elemente (Leicht- und Schwermetalle) von A bis Z

- Aluminium
- Antimon
- Arsen
- Barium
- Beryllium
- Bismut
- Blei
- Caesium
- Gallium
- Kadmium
- Nickel
- Palladium
- Platin
- Quecksilber
- Silber
- Thallium
- Titan
- Uran
- Wolfram
- Zinn
- Zirconium

Bereits in geringen Mengen können Leicht- und Schwermetalle wie Aluminium, Arsen, Quecksilber, Blei und Cadmium Funktionseinschränkungen und Organveränderungen beim Menschen verursachen. Aus unterschiedlichen Gründen: Schwermetalle lagern sich mit Vorliebe an Proteine, wodurch zentrale Körperfunktionen beeinträchtigt werden. Ja, es kann sogar passieren, dass unser Immunsystem Zellbestandteile nicht wiedererkennt, wenn sich toxische Stoffe daran binden. Unser Körper stuft diese dann als fremd ein und bekämpft sie – Autoimmunreaktionen gegen körpereigene Zellen können die Folge sein.

Fest steht: Metallionen können das Immunsystem irritieren oder auch zu toxischen Reaktionen führen. Auf immunologischer Ebene kommt es zu einer Ausschüttung von entzündungsfördernden Botenstoffen. Zu den toxischen Reaktionen zählen unter anderem die Bildung von freien Radikalen sowie die Verdrängung von essenziellen Mineralstoffen und Spurenelementen. Das alles versetzt unsere Zellen in helle Aufruhr.

Schwermetalle reichern sich bevorzugt im Zentralnervensystem, in den Knochen, in der Bauchspeicheldrüse, in den Nieren und in der Leber an. Einige Organe fungieren regelrecht als Auffangbecken für diverse Umweltgifte – so zum Beispiel das Gehirn für Quecksilber, das Knochengewebe für Blei und Cadmium und die Leber für Kupfer. Akute Vergiftungen mit Schwermetallen sind selten. Das Heimtückische ist, dass sie sich über einen längeren Zeitraum unbemerkt anreichern, bevor gesundheitliche Probleme auftreten – sehr häufig trägt eine Schwermetallbelastung zu chronischen Erkrankungen bei. Die Symptome sind vielfältig und oft wenig spezifisch – sie hängen vor allem auch davon ab, welches Metall aufgenommen wurde und wie hoch die Konzentration im Körper ist. Vor allem Infektanfälligkeit, Kopfschmerzen, Erschöpfung und chronische Müdigkeit, Schlafstörungen sowie Übelkeit und Erbrechen, aber auch Stimmungsschwankungen können auf Probleme mit der zellulären Entgiftungsleistung hindeuten.

Häufige Schwermetallbelastungen: Kontaminationsquellen und Symptome

Schwermetall	Aufnahme über	Mögliche Beschwerden
Arsen	• Meeresfrüchte • Trinkwasser • Umweltverschmutzung durch Kohleverbrennung, Schmelzöfen und Metallverarbeitung	• Muskelschwäche • Lähmungen • Blutarmut • Störungen im Nagelwachstum • Hautverdickungen • Nieren- und Leberschäden • Nervenentzündungen
Cadmium	• Meeresfrüchte • gehärtete Fette • Kohleverbrennung • Legierungen • Batterien • Tabakrauch	• übermäßiger Haarausfall • Unfruchtbarkeit • erhöhte Infektanfälligkeit • Herz-Kreislauf-Erkrankungen • Leberschädigungen • Anämie • Osteoporose • Krebserkrankungen
Blei	• Autoabgase • Smog • Tabak, Zigaretten • Pflanzenschutzmittel • Schweißarbeiten • Rostschutzmittel und Lacke • Trinkwasser (Bleirohre, Wasserleitungen im Altbau)	• Kopfschmerzen • Schwindelgefühle • Gelenkschmerzen • Nervenentzündungen • Magen- und Darmbeschwerden • Blutarmut • eingeschränkte Fruchtbarkeit • Ruhelosigkeit • Reizbarkeit • allgemeine Schwäche
Kupfer (in geringen Mengen lebensnotwendig, in hohen Dosen toxisch)	• Trinkwasser (Kupferrohre) • Kochgeschirr	• Tumore • rheumatische Erkrankungen • Leber- und Nierenerkrankungen
Quecksilber	• Amalgamplomben • Batterien • Konservierungsmittel • Industrieabwässer • Fische und Meeresfrüchte • Pilze	• Nervenschäden • Hormonstörungen • chronische Infekte der oberen Atemwege • Muskelschwäche • Autoimmunerkrankungen • Pilzinfektionen • Magen-Darm-Probleme • neurologische Störungen • Depressionen • Nervosität • Müdigkeit, Antriebslosigkeit • Schlaflosigkeit • Verhaltensänderungen, Psychosen

Schwermetallausleitung: Weg mit dem alten Gerümpel!

Die Diagnose einer Schwermetallbelastung gestaltet sich oft ein wenig kniffelig. Bei einer chronischen Belastung nimmt der Körper täglich über Jahre kleine Mengen der Schwermetalle auf – teils über die Lunge, teils über den Darm oder die Haut. Ein Teil wird sofort ausgeschieden, ein Teil aber bleibt im Gewebe und in den Organen. Bei einer normalen Blutuntersuchung können lediglich die momentan zirkulierenden Schwermetalle gemessen werden – Urinwerte geben Aufschluss über die gerade ausgeschiedenen. Offen bleibt indes, in welchem Umfang sich die Schadstoffe bereits in unserem Gewebe eingelagert haben. Salopp formuliert bedeutet das: »Saubere« Blut- und Urinwerte lassen nicht zwingend auf ein »sauberes« Gewebe schließen.

Haare und metallbindende Substanzen als Detektoren

Keine Sorge, um einer Schwermetallbelastung auf die Schliche zu kommen, müssen keine Gewebeproben aus dem Muskel entnommen werden. Auch Haare sind Gewebe – sie bauen während ihres Wachstumsprozesses Metalle in ihre Struktur ein. Zum Nachweis bestimmter Schwermetalle wie etwa Arsen, Blei, Cadmium, Quecksilber oder Aluminium können demnach Haaranalysen (siehe auch drittes Kapitel, Seite 97) eingesetzt werden.

Noch genauere Ergebnisse liefert ein Schwermetall-Provokationstest. Bei diesem Testverfahren werden dem Betroffenen metallbindende Substanzen verabreicht – sogenannte Chelate. Je nach Fragestellung können unterschiedliche Chelate verwendet werden, etwa DMPS (Dimercaptopropansulfonsäure), Zn-DTPA (vom Englischen *diethylene triamine pentaacetic acid*, Zink-Trinatriumpentetat), EDTA (Ethylendiamintetraacetat) und DMSA (*Dimercaptosuccinic acid*, auf Deutsch Dimercaptobernsteinsäure). Jedes Chelat bindet anders und wirkt somit auch anders auf den Körper. Alle diese Chelatbildner haben jedoch eines gemein: Sie fungieren als Transportmittel und binden auf ihrer Reise durch den Körper mobilisierte Schwermetalle an sich. Die verabreichten Chelatbildner werden schließlich samt gebundener Schwermetalle über die Nieren ausgeschieden. Im Labor kann der Urin dann auf Schwermetalle getestet werden. Und wir erhalten Aufschluss darüber, welche Schwermetalle unserem Körper zu schaffen machen und wie hoch die mengenmäßige Belastung ist.

Chelat-Therapie gegen Schwermetalle

Nun denn, dann schneiden wir die boshaften Schwermetalle halt einfach aus unserem Organismus heraus. Bitte wie? Um den Körper von Metallrückständen zu befreien, kommen ebenfalls Chelate - abgeleitet von dem griechischen Wort *chele*, was »Schere« bedeutet - zum Einsatz. Die verwendeten Chelate sind synthetische Aminosäuren, die per Infusion verabreicht werden. Chelate ziehen toxische Stoffe an sich, ähnlich wie ein Magnet. Zwar verändert sich das gebundene Schwermetall dabei nicht in seiner Struktur, jedoch geht es mit dem Chelat-Bildner eine enge Verbindung ein - es wird wasserlöslich. Schwermetalle können so sukzessive über Stuhl und Urin aus dem Körper geleitet werden. Empfohlen sind zunächst zehn Infusionen mit anschließender Kontrolluntersuchung.

Einen kleinen Schwachpunkt gibt es: Chelate machen bei ihrem Frontalangriff auf Substanzen keinen Unterschied zwischen giftigen und lebensnotwendigen Stoffen. Dummerweise werden auch Mineralstoffe und Spurenelemente wie Zink, Selen und Kalzium von den Chelaten eingefangen und ausgeleitet. Um Mangelerscheinungen vorzubeugen, werden im Rahmen der Chelat-Therapie daher zusätzlich Mikronährstoffe verabreicht.

Neben den synthetischen Chelaten gibt es auch andere, teils pflanzliche Entgiftungsspezialisten. Chlorella und Spirulina fungieren als natürliche Chelatoren. Das in Grünalgen enthaltene Chlorophyll absorbiert Schwermetalle. Auch die in Bärlauch und Koriander enthaltenen Schwefelstoffe sind in der Lage, mit Schwermetallen Verbindungen einzugehen und deren Ausleitung zu fördern. Ebenso kann Alpha-Liponsäure die Ausscheidung von Fremdstoffen unterstützen - insbesondere Metallionen wie Blei, Quecksilber, Kupfer und Platin kann die Fettsäure aus der Bindung an schwefelhaltige Proteine herauslösen.

Erfahrungsbericht von Konrad, 40 Jahre: Burn-out-Symptome, Gehirnnebel

Konrad klagte über Antriebs- und Energielosigkeit – Symptome, die innerhalb der letzten drei Jahre immer stärker geworden sind. Teilweise konnte er sich kaum auf seine Arbeit konzentrieren und fühlte sich immer öfter wie »benebelt«. Insgesamt hatte der Patient das Gefühl, den Anforderungen des Alltags nicht mehr gewachsen zu sein. Auch Kopfschmerzen traten auf. Ein nahestehender Verwandter machte ihn schließlich darauf aufmerksam, dass er unmittelbar vor Beginn seiner Beschwerden insgesamt acht Amalgamplomben innerhalb von einem Monat hatte entfernen lassen. Daraufhin machte sich Konrad auf die Suche nach einem auf Schwermetallausleitung spezialisierten Arzt und wurde zum Glück fündig.

Welche Untersuchungen wurden veranlasst?
Der Arzt bestätigte seinen Verdacht und veranlasste einen Schwermetallprovokationstest mit DMPS im Urin. DMPS kann als Chelatbildner die Schwermetalle aus ihrer starren Verbindung mit körpereigenen Eiweißbausteinen lösen und über die Niere im Harn wieder ausscheiden. Daneben wurden auch die Mineralstoffe und das Hauptentgiftungsenzym Glutathion im Blut untersucht.

Was zeigte der Befund?
Der Schwermetallprovokationstest ergab eine starke Belastung durch Quecksilber sowie eine mäßige Belastung durch Blei, Cadmium und Zinn. Die Belastung durch Quecksilber und Zinn bei dem Patienten ließ sich durch die relativ rasche Zahnsanierung beziehungsweise die Amalgamausbohrung ohne geeignete Schutzmaßnahmen erklären. Durch seinen Zigarettenkonsum ergab sich eine weitere Quelle der Schwermetallbelastung. In Tabakrauch sind vor allem Cadmium und auch Blei enthalten. Zu allem Übel hatte Konrad in seiner Studentenzeit über viele Jahre in einem sehr alten Haus gewohnt. Der Patient konnte sich daran erinnern, dass sich sein Mitbewohner damals über die Bleirohre beschwerte – Konrad

nahm das damals jedoch nicht ernst, zumal er auch keine Beschwerden verspürte. Zum Problem wurde alles erst in der Kumulation von vielen Belastungen beziehungsweise durch die Amalgamentfernung in kurzer Zeit. Damit war die Entgiftungskapazität eindeutig überschritten – es traten erste Symptome auf.

Wie sah die Therapie aus?

Einmal im Monat erhielt der Patient eine Infusion mit DMPS. In den Wochen dazwischen nahm er regelmäßig Mineralstoffpräparate mit Selen und Zink ein. Zusätzlich unterstützte er die Entgiftungsprozesse mit Glutathion. Sein Tabaklaster gab er endgültig auf. Nach sechs Infusionen bemerkte er, dass seine Kopfschmerzen deutlich seltener auftraten und auch der »Nebel im Kopf« nicht mehr so präsent war.

Ein neuerlicher DMPS-Provokationstest zeigte jedoch, dass nach wie vor eine Schwermetallbelastung vorhanden war. Zu seinem Erstaunen teilte der Arzt Konrad mit, dass die Menge der ausgeschiedenen Schwermetalle sogar noch weiter gestiegen war. Wie war das möglich? Nun, das ist ein häufiges Phänomen. Schwermetalle lagern sich in verschiedenen Kompartimenten, sprich in getrennten Räumen mit »Schranken« ab. Erst im Laufe des Entgiftungsprozesses werden diese tiefer gelegenen Kammern erreicht – hier liegen oft noch viele Depots verborgen.

Im Laufe der Therapie besserten sich seine Beschwerden immer mehr. Nach insgesamt zwölf Infusionen ging es dem Patienten dann deutlich besser – Konrad konnte sich wieder konzentrieren und sein Leben genießen.

Darmsanierung – Comeback der guten Darmbakterien

Wir kennen ihn alle, den Begriff »Schlacken«. Gibt es solche tatsächlich? Sammeln sich in unserem Darm tatsächlich Schlackenstoffe an, ähnlich wie einem alten, austauschwürdigen Abflussrohr? Nein. Wir dürfen uns unseren Darminhalt nicht als zähe, schwarze Schlacke vorstellen, sondern eher als elastischen, mit Verdauungssäften durchtränkten Brei. In einem gesunden Magen-Darm-

Trakt funktionieren die Entgiftung und der Abtransport jeglicher Rückstände von selbst - auch dank guter Bakterien. Aber genau das ist der springende Punkt: Vielen von uns mangelt es an diesen guten Bakterien.

Wir erinnern uns: Wenn sich unruhestiftende Darmuntermieter vermehren, schaffen die guten es nur noch schwer, die Revoluzzer-Fraktion zu bändigen. Zusätzlich kann die Darmschleimhaut löchrig werden. Eine Floraanalyse verschafft uns Klarheit über den Zustand unseres Darms. Das Ziel einer Darmsanierung ist es, die guten Bakterien zu einem Comeback zu ermutigen und das biologische Gleichgewicht im Darm wiederherzustellen - in mehreren aufeinander folgenden Schritten.

Ansäuern – für ein angenehmes Milieu sorgen

Der pH-Wert unseres Stuhls ist die erste wichtige Information, die wir einer Flora-Analyse entnehmen können. Üblicherweise sollte dieser zwischen 5,5 und 6,5 (damit also im leicht sauren Bereich) liegen. Meist ist der pH-Wert jedoch erhöht. Das gefällt den freundlich gesinnten Säuerungsbakterien gar nicht. Laktobazillen, Bifidobakterien und *Enterococcus* ergreifen angeekelt die Flucht. Sie lassen sich jedoch zurücklocken - und zwar, indem man ihre Unterkunft ansäuert: mit Rechtsmilchsäure. Durch die regelmäßige Einnahme von hoch dosierter L(+)-Milchsäure (mindestens 21 Prozent) kann der Gärungsstoffwechsel in den Zellen wieder in den sauerstoffabhängigen Stoffwechsel umgeschaltet werden. Im Darm führt das zu einer Leistungssteigerung unserer Freunde und Helfer - der pH-Wert sinkt.

Lieblingsfutter für eifrige Mikroben: Wenn wir Kartoffeln oder Nudeln kochen und abkühlen lassen, verändert sich die Zuckerstruktur der Stärke und es entsteht die resistente Stärke. Darmbakterien verstoffwechseln diese Stärke sehr gerne und bilden daraus entzündungshemmende Stoffe. Der gute alte Kartoffelsalat wird so zum hochwertigen Präbiotikum.

Ein Verzehr von ein- bis dreimal täglich 20 RMS-Tropfen, eingerührt in Wasser, Fruchtsaft oder Tee, ist zu empfehlen - idealerweise über einen Zeitraum von mindestens acht Wochen.

Reinigen und entgiften – Frühjahrsputz für müde Darmzellen

Bei der Darmreinigung gilt es, saubere Verhältnisse zu schaffen. Dabei geht es weniger darum, den Darm auf Hochglanz zu polieren. Vielmehr sollen Entzündungen gelindert und die Basis für eine gesunde Darmflora gelegt werden. Ebenso zielt eine Darmreinigung darauf ab, eine entnervte Darmschleimhaut zu beruhigen und die Darmbarriere zu stärken.

Auch dafür stehen uns geschulte Naturtalente zur Verfügung: Eines davon ist Zeolith. Dieses Vulkangestein verfügt über ein komplexes Mikrokanalsystem, das unseren Verdauungstrakt wie ein spezieller Schwamm durchläuft. Zwischen dem wabenförmig aufgebauten kristallinen Gerüst befinden sich unzählige winzige Löcher und Kanäle. Wie von einem Staubsauger werden Schwermetallionen wie Blei, Cadmium, Arsen, Chrom und Nickel in die Hohlräume hineingezogen. Im Gegenzug müssen die im Zeolith befindlichen Mineralstoffe ihr Quartier verlassen. Es ist ein Geben und Nehmen: Einerseits wird unser Darm von Schadstoffen befreit, andererseits gewinnt unser Körper Mineralstoffe und Spurenelemente zurück. Ein Tauschgeschäft der feinen Art, das vor allem unsere Darmbarriere freut. Bei einer porösen Darmwand unterstützt das hochaktive Vulkangestein deren Regeneration - unsere Darmwand gewinnt ihre Filter- und Schutzfunktion zurück.

Eingenommen werden kann Zeolith vor den Mahlzeiten in Form von Kapseln oder Pulver zusammen mit einem Glas stillen Wasser. Die Anwendungsdauer sollte maximal 28 Tage betragen. Bei wiederholter Einnahme ist eine Anwendungspause von mindestens einer Woche einzuhalten.

Auch gemahlene Flohsamenschalen schmeicheln unserem Darm und erleichtern seine Entleerung. Flohsamen verfügen über einen hohen Gehalt an Schleimstoffen und quellen beim Kontakt mit Flüssigkeit auf. Durch die Volumenzunahme des Darminhaltes wird der Druck auf die Darmwand erhöht. Damit erhält der Darm das Signal, Abfall schleunigst zu entsorgen. Zusätzlich legen die Schleimstoffe eine schützende Schicht über die Darmschleimhaut, wodurch Entzündungen gelindert werden. Flohsamenschalen nimmt man entweder pur mit ausreichend Flüssigkeit ein oder mischt sie mit Wasser, Saft oder Joghurt.

Häufig kommt es im Rahmen einer Störung der Darmflora zu einer Fehlbesiedlung mit Pilzen wie Candida. In diesen Fällen müssen die Pilze mit behandelt werden. Ein guter Gegenspieler ist *Saccharomyces boulardii*, eine spezielle Arznei-Hefe. Sie ist für ihr breites Wirkspektrum bekannt - nicht nur gegen Durchfall, sondern auch gegen einen Candida-Befall. Zu beachten ist, dass schwere und therapieresistente Pilzbefälle des Darmes auf eine Belastung mit Schwermetallen hinweisen können und eine entsprechende Ausleitung erfordern.

Gute Bakterien füttern – mit Präbiotika

Ein weiterer Bestandteil der Darmsanierung sind Präbiotika wie Inulin oder Pektin. Diese sind ein gefundenes Fressen für unsere freundlich gesinnten Darmuntermieter - mit Präbiotika bereiten wir ihnen ein Menü der Extraklasse zu. Vor allem Bifidobakterien, Laktobazillen und Butyratbildner freuen sich über das Energiesubstrat, wodurch deren Vermehrung und Diversität gefördert werden. Präbiotika werden zu kurzkettigen Fettsäuren fermentiert und sorgen so für ein saures Darmmilieu. Sauer macht unsere helfenden Untermieter wiederum lustig und motiviert. Gleichzeitig werden bestimmte Bakterienstämme, die potenziell Krankheiten auslösen können, in ihrem Wachstum gehemmt. Kurzum: Die Einnahme von Präbiotika führt zu einer ganz selektiven Anreicherung von gesundheitsfördernden Darmbakterien, die dieses Futter bevorzugen. Das Ergebnis ist eine intakte Darmbarriere und eine verbesserte Immunfunktion.

Beispiele für Präbiotika in Lebensmitteln

Präbiotika	**Lebensmittelbeispiele**
Fructo-Oligosaccharide (FOS) (Inulin und Oligofructose)	Topinambur, Spargel, Chicorée, Zwiebeln, Lauch, Knoblauch, Endivie, Radicchio, Artischocken, Kohl, Brokkoli, helle Pfirsiche, Wassermelonen, Schwarz- und Löwenzahnwurzel
Resistente Stärke	fein geschrotete Getreidekörner, ausgekühlte, gegarte Kartoffeln, Reis, Akazienfasern (*Gummi arabicum*), Flohsamenschalen
Pektine	Apfel, Aprikose, Karotten, Baobabfrucht (afrikanischer Affenbrotbaum)
Hemicellulosen wie Beta-Glucane	Haferflocken, Hafervollkornprodukte, Haferkleie, Gerstenvollkorn, Beta-Glucan-Gerste, Pilze wie Shiitake
Oligogalactose	Leguminosen, Kürbisgewächse, Muttermilch

Bakterien ansiedeln – mit Probiotika

Wir haben es unseren Helferlein-Bakterien im Darm nun gemütlich eingerichtet und ihnen dort ein perfektes Wohlfühlambiente geschaffen. Nun gilt es, möglichst viele Kollegen einzuladen und dafür Sorge zu tragen, dass diese sesshaft werden. Der Schlüssel dazu liegt in der Einnahme von Probiotika - sie enthalten lebensfähige Mikroorganismen wie Milchsäurebakterien und Hefepilze. Einige Probiotika-Lieferanten stehen im Kühlschrank für uns parat: zum Beispiel Naturjoghurt und Kefir, aber auch fermentierte Lebensmittel wie saure Gurken und Sauerkraut. Über eine gesunde Ernährung lässt sich schon einiges für die eigene Darmgesundheit tun. Im Falle einer Dysbiose reichen gezielte Ernährungsmaßnahmen jedoch nicht aus. Wir müssen härtere Geschütze auffahren und ein bisschen nachhelfen - mit probiotischen Nahrungsergänzungsmitteln. Sie enthalten die dringend benötigten Bakterienstämme in konzentrierter Form. Durch die größere Anzahl von Bakterien ist eine bessere Stabilität bis in den Dickdarm gewährt. Das hat den Hintergrund, dass Probiotika bei ihrer Reise durch den Verdauungstrakt auf Hindernisse stoßen. Der pH-Wert im Magen, die Gallensäuren und anaerobe Bedingungen machen es den

Keimen schwer, sich bis in die unteren Darmwindungen zu kämpfen und dann noch metabolisch aktiv zu sein. Die wirksamen Tagesdosen liegen bei mindestens 10 bis 50 Milliarden Keimen. Die Anzahl der im Produkt enthaltenen Bakterien wird meist in der Einheit »KbE« angegeben. KbE ist die Abkürzung für »koloniebildende Einheiten« - sie dient uns als Richtwert für die ausreichende Keimmenge. Ein gutes Nahrungsergänzungsmittel sollte mehrere gut aufeinander abgestimmte Mikrobenstämme enthalten - Darmbakterien sind wie eine Familie, sie bilden ein Netzwerk und unterstützen sich gegenseitig.

Um spürbare Effekte zu erfahren, wird die Einnahme von Probiotika für mindestens acht Wochen empfohlen.

Pflanzliche Helfer bei Magen-Darm-Problemen

- **Blähungen:** Bitterstoffe und Gewürze wie Fenchel
- **Candida:** Oregano-Öl-Kapseln, Berberitzenextrakt, Granatapfelextrakt, Salbeiextrakt, Lavendelextrakt, Thymianextrakt, Rosmarinextrakt, Ingwerextrakt, Enzianextrakt, Süßholzextrakt, Knoblauchextrakt
- **Durchfall:** Gelatinetannat, Kaffeekohle, Heilerde, Zeolith
- **Entzündung:** Myrrhe, Kaffeekohle, Kamille, Serrapeptase, TNF-alpha-Hemmer (zum Beispiel grüner Tee), SAMe
- **Fäulniskeime:** *Saccharomyces boulardii* und Magnesiumperoxid
- **Gallensäureverlustsyndrom:** Flohsamenschalen
- **Gastritis:** Papayamus, Hericium, Fango-Heilerde, L-Glutamin, saccharoidaler Marmor
- **Helicobacter:** Estriol bioidentisch, Hericium, *Lactobacillus reuteri* (inaktiviert), Naturfango, Gerstengras
- **Leaky Gut:** L-Glutamin, Hericium, zellfreies Fermentationsfiltrat aus *Escherichia coli* Stamm Laves 1931, Colostrum, Glutathion, Estriol bioidentisch
- **Magensäuremangel:** RMS-Tropfen, Bittertropfen
- **Reizdarm:** Estriol bioidentisch, Xyloglucan und Xylooligosaccharide (*Leaky Gut*), Papayamus (Verstopfung, Blähungen)
- **Verdauungsschwäche:** Bittertropfen, RMS-Tropfen, Protease, Lipase, Amylase, Bromelain, Papain, Lactase, Cellulase, Artischocke, Mariendistel

Seelenbalsam – der Psyche Gutes tun

Unser Gehirn und das Immunsystem kommunizieren kontinuierlich miteinander. Einerseits erfolgt dieser Austausch über Hormone – etwa über unseren alten Bekannten, das Cortisol. Andererseits produzieren unsere Immunzellen Botenstoffe, welche die Aktivität des Abwehrsystems steuern – die sogenannten Interleukine. Wittert unser biologisches Immunsystem Krankheitserreger im Körper, dann entsendet es augenblicklich einen bunten Trupp aus unterschiedlichen Abwehrgehilfen. Es gilt, pathogene Fieslinge unschädlich zu machen und den Organismus gesund zu halten.

Neben krankheitsverursachenden Viren gibt es auch solche, welche die Psyche infizieren: destruktive Gedanken zum Beispiel oder auch Ängste, Wut und Trauer. Ähnlich wie unser Körper Wunden heilen lässt, steht ihm auch auf seelischer Ebene ein Reparaturprogramm zur Verfügung: das psychische Immunsystem. Es detektiert Viren, die unsere Psyche angreifen, prüft sie auf ihre Toxizität und neutralisiert sie. Die Fähigkeit, schwierige Situationen zu meistern, ist uns nicht in die Wiege gelegt – vielmehr kann sie aktiv trainiert werden. Der beste Lehrmeister dafür ist das Leben selbst.

Einmal zum Boxenstopp, bitte!

Manchmal braucht es die kleinen und großen Katastrophen, um überhaupt zu erkennen, wo Einschränkungen im Leben vorhanden sind. Unglück und Unzufriedenheit können so Motoren für die Entwicklung von neuen Strategien sein. Wenn wir uns gegen Widrigkeiten stemmen, rücken wir gleichzeitig etwas ins Rampenlicht, das uns im Alltag oft verborgen bleibt: unsere innere Stärke. Ohne den Härtetest einer Stressbelastung bliebe unsere Resilienz nämlich unsichtbar.

»Gerade eine außergewöhnlich schwierige Situation gibt dem Menschen Gelegenheit, innerlich über sich selbst hinauszuwachsen«, meinte Viktor Frankl einst. Der renommierte Neurologe und Psychiater verlor seine Frau, seine Eltern und seinen Bruder in den Gaskammern der Nazis und überlebte schließlich vier Konzentrationslager. Obwohl ihm neben Hoffnung und Würde auch das letzte Hab und Gut genommen wurde, war er tief davon überzeugt, dass das Leben einen Sinn hat – einen Wert, den es unter allen Umständen auch im Leiden behält. Sein Leitsatz war: Wer ein Warum zu leben hat, erträgt fast jedes Wie. Dieses Warum gilt es für sich selbst zu ergründen. Wie das klappt? Indem wir uns zum Boxenstopp begeben!

Eine Standortbestimmung kann uns dabei helfen, Antworten auf grundlegende Fragen des Lebens zu finden: Wer bin ich? Wo stehe ich? Was will ich? Dementsprechend dürfen wir innehalten und Zwischenbilanz ziehen – so als würden wir bei der Hälfte eines Marathons kurz verschnaufen und darüber reflektieren, ob wir bisher eine gute Zeit gelaufen sind und wie wir die nächsten 21 Kilometer in Angriff nehmen möchten. Der Sinn dahinter: Wenn wir auf unser bisheriges Leben zurückblicken, nehmen wir erst so richtig wahr, was wir bisher alles bewältigt haben - seien es Doppel- und Dreifachbelastungen (Beruf, Kinder, Pflege von Angehörigen et cetera) oder Schicksalsschläge. Beginnend mit der Geburt kann auf einer Skala alles eingetragen werden, was wir erlebt haben. Festzuhalten sind kleine und große Meilensteine, gleich ob beruflicher oder privater Natur. Wichtig ist, dass wir uns dabei nicht nur ansehen, welche Hürden uns behinderten, sondern vor allem auch, wie wir diese aus dem Weg geräumt haben. Eine ganze Menge an Rüstzeug steht uns da zur Verfügung, nicht wahr?

Aus dieser Timeline lassen sich schließlich Visionen für die Zukunft erarbeiten. Vielleicht entdecken wir dabei etwas, das wir bislang begraben, beiseitegelegt oder schlicht beinahe vergessen haben - die eigenen Träume: Sie müssen gar nicht riesig sein. Vielleicht träumt manch einer davon, unbeschwert wie ein kleines Kind durch ein Flussbett zu waten. Dann heißt es: Hose aufkrempeln, Schuhe ausziehen und los geht's! Vielleicht sind es aber auch große Projekte, die noch realisiert werden möchten: eine Fremdsprache erlernen beispielsweise oder drei Wochen auf Trekkingtour gehen. Dann darf man mit den eigenen Grenzen im Kopf ruhig Tacheles reden und aus dem »Ja, aber« ein »Aber jetzt!« machen.

Bedürfniskultur: Was will ich (nicht mehr)?

Häufig liegt der Hund in etwas scheinbar ganz Banalem begraben. Im Erkennen der eigenen Bedürfnisse. Als ob ich nicht weiß, was ich will, mag manch einer nun protestieren. Aber stimmt das auch? Spüren wir tatsächlich immer in uns hinein und hinterfragen aktiv, was wir im jeweiligen Moment benötigen? Ungeachtet von den Wünschen unserer Mitmenschen. Wie oft werden wir in erster Linie den Erwartungen der anderen gerecht? Wie oft erfüllen wir nicht die eigenen, sondern deren Bedürfnisse? Die Krux an der Sache ist: Alles bleibt an uns hängen und lastet auf unseren Schultern. Fakt ist: Hinter Frust oder nagender Unzufriedenheit, hinter Stressgefühlen und schwelenden Konflikten stecken in den allermeisten Fällen vernachlässigte Bedürfnisse.

Nicht immer sind diese klar ersichtlich. Ein guter Indikator, um den eigenen Bedürfnissen auf die Spur zu kommen, ist das Wort eigentlich. Wie oft sagen wir »Ja«, obwohl wir eigentlich »Nein« meinen? Wir kommen Anforderungen dann halbherzig nach, obwohl wir eigentlich dringend eine Pause bräuchten. Das Wort »eigentlich« ist ein gutes Seelen-Navi. Wenn dieser subtile Befehlsgeber zwischen den Gehirnwindungen auftaucht, so hat er eine Botschaft an uns - er sagt uns: »Du läufst gerade Gefahr, über deine Grenze zu gehen. Achte besser auf dich.«

Im Trubel des Alltags vergessen wir oft einfache, aber wichtige Dinge - das kleine Stück vom Glück. Diese Seelenschmeichler können wir uns bewusst vor Augen führen, indem wir notieren, was wir brauchen. Zu Papier gebracht werden darf alles, was guttut - angefangen von einem leckeren Essen bis zu einem tiefgründigen Gespräch mit einem lieben Menschen.

Ebenfalls hilfreich ist es, 100 Dinge aufzuschreiben, für die wir leben möchten. Es geht hierbei auch um Kleinigkeiten wie den Duft einer Rose oder den Anblick des Sonnenaufgangs am Meer. Setzen Sie für die Übung Ihre fünf Sinne ein: Was hören, riechen, schmecken, spüren und sehen Sie gerne? Nun gilt es, möglichst viele dieser Dinge in den Alltag zu integrieren und bewusst zu erleben.

Krisen meistern

Es gibt sie, die Wirbelstürme des Lebens, die uns mit voller Wucht den Boden unter den Füßen wegreißen. Veränderungen kommen oft unerwartet und stellen das lieb gewonnene Gewohnte gänzlich auf den Kopf. Die Diagnose einer schweren Krankheit, eine Insolvenz oder eine Trennung - das alles kann uns vollständig aus der Bahn werfen. Schicksale wie diese schönzureden wäre so, als ob man einem dampfenden Misthaufen eine angenehme Duftnote zusprechen würde. Mit anderen Worten formuliert: Das wäre abstrus. Wir können allerdings lernen, den Misthaufen als Dünger zu benutzen.

10 Fragen, die Sie sich stellen sollten

1. Lebe ich meine Talente und wie kann ich anderen helfen, ihre zu entdecken?
2. Kenne ich meine Bedürfnisse und habe ich gelernt, diese im Alltag zu leben?
3. Was tue ich mir selbst Gutes, was nährt meinen Geist und meine Seele?
4. Was möchte ich an Wissen weitergeben?
5. Bin ich in meiner Beziehung und meinem Beruf glücklich? Was möchte ich verändern?
6. Welche Werte und Prinzipien habe ich und welche möchte ich noch entwickeln?
7. Was möchte ich in meinem Leben noch alles erleben, lernen, erfahren?
8. Was haben mich meine »Fehler« gelehrt und welche würde ich wieder machen?
9. An wen oder was glaube ich?
10. Was will ich, dass andere nach meinem Tod über mich sagen?

Der erste Schritt zur Krisenbewältigung ist, die aktuelle Situation zu akzeptieren. Häufig neigen wir in schicksalhaften Situationen dazu, die Zeit zurückdrehen zu wollen - im Versuch, das Geschehene ungeschehen zu machen. Wenn der Schmerz nicht verarbeitet werden kann, wird er sich jedoch wiederholt zu Wort melden. Widerstand gegen das, was ist, verursacht letztendlich noch mehr Leid.

Akzeptanz heißt nicht, sich allem resigniert zu fügen. Vielmehr geht es darum, sich für die Wirklichkeit zu öffnen und die dabei frei werdende emotionale Kraft so zu nutzen, dass Unabänderliches Schritt für Schritt ins eigene Leben integriert werden kann.

Wer bemerkt, dass er dabei an seine Grenzen stößt, der darf und soll Unterstützung annehmen - zum einen, um Rückhalt zu finden, zum anderen, um neue Wege zu definieren. Wegbegleiter können gleichermaßen enge Freunde wie Selbsthilfegruppen und professionelle Helfer sein. Im Erzählen und Reflektieren lässt sich Belastendes, vielleicht auch Unbegreifliches neu einordnen. Möglicherweise findet sich im Aufarbeiten auch ein unerwarteter Sinn. Schließlich sind »es oft erst die Ruinen, die den Blick freigeben auf den Himmel.« (Viktor Frankl)

Der Notfallkoffer – Soforthilfe in Krisenzeiten

Ein Notfallkoffer soll uns in schwierigen Zeiten an unsere Kraftquellen erinnern. Auf einem Zettel oder in einem Notizbuch werden bewährte Ressourcen notiert, innere wie äußere. Alles, was uns hilfreich erscheint, kann auf diesem Notfallzettel stehen. In Krisensituationen können wir dann darauf zurückgreifen.

Mögliche Inhalte können sein:

- eine Atemübung
- eine Meditations- oder Imaginationsübung
- ein wohliger Duft, der guttut
- ein Text oder Motivationsspruch, der Kraft gibt
- Musik, die stärkt oder ablenkt
- die Telefonnummer einer vertrauten Person
- ein Symbol mit persönlicher Bedeutung – zum Beispiel ein Glücksstein
- ein warmes Bad oder auch: kalt duschen – je nach Präferenz
- ein neues Kochrezept ausprobieren
- kreativ sein: malen, schreiben, musizieren ...

5

Mein Orientierungsleitfaden

Vom Symptom zum Therapiebaustein

Wer Symptome an sich erkennt, die auf ein bestimmtes Krankheitsbild hindeuten, der steht oft vor der Frage: Wo setze ich jetzt an? Hier braucht es einen roten Faden – einen Fahrplan, der Schritt für Schritt durch den Prozess der Genesung führt. Das letzte Kapitel ist als Nachschlagewerk, als Wegweiser durch ein Labyrinth an Möglichkeiten gedacht.

Hinweis: Die Dosierungen können individuell angepasst werden.

ADHS

ADHS zieht eine gravierende Unordnung im Leben der Betroffenen nach sich - physisch und mental. Bildhaft betrachtet verursacht die Erkrankung einen chaotischen Schreibtisch und Chaos im Gehirn. Betroffenen fällt es schwer, ihren Alltag und ihre Arbeit zu organisieren und sich über längere Zeit auf Aufgaben zu konzentrieren. Auch Gefühle sind kaum kontrollierbar. Vom Streit mit dem Partner über die derzeitige Weltsituation bis hin zu vermeintlichen Banalitäten: Menschen mit ADHS werden von ihren Emotionen leicht überrollt.

Welche Beschwerden können auftreten?

- Emotionale Instabilität
- Depressive Verstimmung
- Chaos im Kopf
- Konzentrationsprobleme
- Unfähigkeit still zu sitzen
- Mangelhafte Selbstkontrolle
- Fehlende Organisation
- Niedrige Frustrationsschwelle
- Schlechte Meinung von sich selbst
- Abrupte Stimmungsumschwünge
- Aufmerksamkeitsdefizit
- Impulsivität
- Hyperaktivität

Welche Ursachen können dahinterstecken?

- Frühkindliche Traumata
- Schwermetallbelastung (Blei, Aluminium, Quecksilber)
- Schilddrüsendysfunktion
- Hämopyrrollaktamurie (kurz HPU, Stoffwechselstörung in der Hämsynthese)
- Nährstoffmängel (Omega-3, Vitamin B_6, Zink)
- Störungen im Dopaminstoffwechsel
- Gluten- und Kasein-Sensitivität
- Weizeneiweißallergie
- Kupfer- und Phosphatüberschuss
- Histadelie (hohes Histamin)
- Histapenie (niedriges Histamin, hohes Kupfer)
- Serotonin: Mangel/Überschuss
- Progesteronmangel

Was kann Aufschluss geben?

- Hormone im Speichel: Progesteron, Estradiol, DHEA, Cortisol im Tagesprofil
- Serotonin, Dopamin, Adrenalin, Noradrenalin im Harn

- Darmcheck inklusive Zonulin
- IgG-Allergo-Screen
- Lactose- und Fructose-Atemtest, Histamin im Stuhl, Zöliakie
- Schwermetallbelastungstest im Harn
- Serum: bTSH , FT4, FT3, TPO-AK, TRAK, TAK, Vitamin D_3, Q10, Vitamin B_{12}, Folsäure, Ferritin, DAO, Histamin
- Eine Auflösung der Abkürzungen der Laborwerte finden Sie im Infokasten ab Seite 174.
- Vollblut: Zink, Kupfer, Magnesium, Selen, Kalium, Vitamin B_3, Vitamin B_6, Mangan, Chrom, Omega-3-Index und Fettsäureprofil

Welche Behandlungsmöglichkeiten gibt es?

Bioidentische Hormone

- Progesteron bioidentisch 1 bis 3 Prozent
- DHEA bioidentisch 1 bis 3 Prozent

Phytotherapeutika

- Haferstroh
- Feigenknospe
- Hopfen
- Baldrian
- Melisse
- Escholtzie
- Passionsblume
- Lindenknospe

Ätherische Öle

- Orange
- Mandarine
- Lavendel
- Zypresse
- Basilikum
- Muskatellersalbei
- Vetiver (tropisches Süßgras)

Mikronährstoffe

- Omega-3-Fettsäuren 1000 bis 5000 Milligramm täglich
- 5-Hydroxytryptophan (5-HTP) 100 bis 200 Milligramm täglich
- Vitamin D_3 5000 I. E. (kurz für »Internationale Einheit«) täglich zum Essen
- Vitamin B_3 500 bis 1000 Milligramm täglich
- Vitamin B_6 25 bis 50 Milligramm täglich
- Vitamin-B-Komplex
- Vitamin C 1000 bis 2000 Milligramm täglich
- Magnesium 300 bis 600 Milligramm täglich

- Zink 15 bis 50 Milligramm täglich abends
- Mangan 5 bis 10 Milligramm täglich
- Eisen 15 bis 50 Milligramm täglich
- Coenzym Q10 0,5 bis 10 Milligramm pro Kilogramm Körpergewicht täglich

Was kann unterstützend helfen?

- Verzicht auf Zucker, Gluten, Kasein, Lactose, Transfette, Zusatzstoffe
- Vermeiden von Reizüberflutung (Fernsehen, Handy, WLAN, Elektrosmog)

Angst- und Panikstörungen

Wenn unser Körper glaubt, wir wären in großer Gefahr, dann reagiert er – ganz unabhängig davon, ob die Bedrohung real ist oder nicht. Panikattacken kommen oft aus heiterem Himmel und ziehen Betroffenen den Boden unter den Füßen weg. Ganz wörtlich, denn wer eine Panikattacke hat, erlebt ein Gefühl des Kontrollverlusts. Weil die körperlichen Reaktionen in Form von Beklemmungsgefühlen, Herzrasen und Atemnot für betroffene Menschen nicht erklärbar sind, fürchten sie, verrückt zu werden. Panikstörungen sind eine Form der Angsterkrankung – diese zählt neben der Depression zu den häufigsten psychischen Erkrankungen.

Welche Beschwerden können auftreten?

- Herzklopfen und Herzrasen
- Beschleunigter Puls
- Schweißausbrüche
- Zittern
- Atembeschwerden
- Schwindel
- Trockener Mund
- Benebeltes Denken
- Stimmungsschwankungen
- Schlafprobleme
- Stressintoleranz
- Diffuse Sorgen
- Ruhelosigkeit
- Kreislaufbeschwerden
- Brustschmerzen
- Erbrechen
- Durchfall
- Beklemmungsgefühle
- Bewusstseinsstörungen
- Todesängste
- Kopfschmerzen
- Ohrensausen

Welche Ursachen können dahinterstecken?

- Intoleranzen
- Schilddrüsendysfunktion
- Hypoglykämie
- GABA-, Glycin-, Taurinmangel
- Adrenalinmangel beziehungsweise -dominanz
- Progesteronmangel
- Testosteronmangel (Cofaktor Zink)
- Estradiolmangel
- Estrogendominanz
- Hämopyrrollaktamurie (HPU)
- Nebennierenrindenschwäche und damit einhergehender Cortisol- und DHEA-Mangel (Cofaktoren Vitamin C und Vitamin B_5)

Was kann Aufschluss geben?

- Hormone im Speichel: Progesteron, Estradiol, Estriol, Testosteron, DHEA, Cortisol im Tagesprofil, Melatonin
- Nervenbotenstoffe im Harn: Serotonin, Dopamin, Noradrenalin, Adrenalin, GABA, Glycin, Taurin
- HPU-Test (dabei wird Hämopyrrol im Urin gemessen)
- Darmcheck inklusive Zonulin
- Serum: bTSH, FT3, FT4, rT3, TPO-AK, TRAK, TAK, HTC, Folsäure, Vitamin D_3, Ferritin
- Vollblut: Zink, Kupfer, Magnesium, Kalium, Selen, Vitamin B_1, Vitamin B_3, Vitamin B_5, Vitamin B_6, Omega-3-Index

Welche Behandlungsmöglichkeiten gibt es?

Bioidentische Hormone

- Progesteron 1 bis 5 Prozent
- Testosteron 0,5 bis 3 Prozent
- DHEA 1 bis 3 Prozent
- Hydrocortison 0,5 bis 1 Prozent

Mikronährstoffe

- Vitamin D_3 5000 I. E. täglich bis zu 20 000 I. E. täglich kurzzeitig zum Auffüllen
- Magnesium 300 bis 800 Milligramm täglich
- Zink 15 bis 30 Milligramm täglich abends

- Vitamin B_1 250 bis 500 Milligramm täglich
- Vitamin B_3 500 bis 1000 Milligramm täglich
- Folsäure 400 bis 800 Mikrogramm täglich
- Vitamin B_6 akt. (P5P), (also mit aktivem Pyridoxal-5-Phosphat) 25 bis 50 Milligramm täglich
- Vitamin B_{12} 1000 bis 2000 Mikrogramm täglich
- Omega-3-Fettsäuren 2000 Milligramm täglich
- L-Theanin 100 Milligramm täglich
- Gamma-Aminobuttersäure (GABA) 500 bis 1000 Milligramm täglich
- Glycin 500 bis 3000 Milligramm täglich
- Taurin 500 bis 1000 Milligramm täglich

Phytotherapeutika

- CBD-Öl 5 Prozent 1 bis 3 Tropfen 2- bis 3-mal täglich
- Ashwagandha 500 bis 1000 Milligramm täglich
- Baldrian
- Hopfen
- Kamille
- Lavendel
- Zitronenmelisse
- Passionsblume

Burn-out und Depressionen

Aufstehen, anziehen, Kaffeemaschine einschalten: Was für viele von uns zur täglichen Morgenroutine gehört, kann für psychisch kranke Menschen zum Kraftakt werden: Die Antriebslosigkeit ist keine Frage mangelnden Wollens – vielmehr sind durcheinandergeratene Botenstoffe dafür verantwortlich. Kleine Steine, die das Leben allen Menschen von Zeit zu Zeit in den Weg legt, werden durch die Krankheit wie durch eine Lupe vergrößert und ins Zentrum des Erlebens gerückt. Verbunden mit dem Gefühl der Ausweglosigkeit nehmen Betroffene alltägliche Hindernisse als unüberwindbare Felsen wahr.

Welche Beschwerden können auftreten?

- Schwächegefühl
- Erschöpfung
- Müdigkeit
- Antriebslosigkeit

- Schwindel
- Vergesslichkeit
- Benebeltes Denken
- Stimmungsschwankungen
- Schlafprobleme
- Infektanfälligkeit
- Stressintoleranz
- EBV-Infektion
- Borreliose
- Ängste und Panik
- Gewichtszunahme
- Libidomangel
- Autoimmunerkrankungen
- Ruhelosigkeit
- Zittern
- Verdauungsstörungen
- Entzündungen
- Schmerzen
- Nachlassende Muskelkraft und Ausdauer
- Kreislaufbeschwerden

Welche Ursachen können dahinterstecken?

- Intoleranzen
- Schilddrüsendysfunktion
- Serotonin- beziehungsweise Dopaminmangel (Cofaktoren Vitamin B_6, Vitamin B_{12}, Magnesium, Folsäure)
- Progesteron- beziehungsweise Testosteronmangel (Cofaktor Zink)
- Estrogendominanz
- Hämopyrrollaktamurie (HPU)
- Nebennierenrindenschwäche und damit einhergehender Cortisol- und DHEA-Mangel
- (Cofaktoren Vitamin C und Vitamin B_5)

Was kann Aufschluss geben?

- Hormone im Speichel: Progesteron, Estradiol, Testosteron, DHEA, Cortisol im Tagesprofil, Melatonin
- Nervenbotenstoffe im Harn: Serotonin, Dopamin, Noradrenalin, Adrenalin, GABA, Glycin, Taurin
- Tryptophan im Stuhl
- Jod im Harn
- HPU-Test
- Darmcheck
- Serum: bTSH, FT3, FT4, rT3, TPO-AK, TRAK, TAK, HTC, Folsäure, Vitamin D_3, Ferritin
- Vollblut: Zink, Kupfer, Magnesium, Kalium, Selen, Vitamin B_1, Vitamin B_3, Vitamin B_5, Vitamin B_6, Omega-3-Index

Welche Behandlungsmöglichkeiten gibt es?

Bioidentische Hormone

- Progesteron 1 bis 5 Prozent, Testosteron 0,5 bis 3 Prozent
- DHEA 1 bis 3 Prozent
- Hydrocortison 0,5 bis 1 Prozent

Mikronährstoffe

- Vitamin D_3 5000 I. E. täglich bis zu 20 000 I. E. täglich kurzzeitig zum Auffüllen
- Magnesium 300 bis 800 Milligramm täglich
- Zink 15 bis 50 Milligramm täglich abends
- Vitamin B_3 500 bis 1000 Milligramm täglich
- Vitamin B_6 akt. 30 bis 100 Milligramm täglich
- Vitamin B_5 500 bis 1000 Milligramm täglich
- Vitamin C 1000 bis 2000 Milligramm täglich
- Omega-3-Fettsäuren, vor allem EPA, 1000 bis 5000 Milligramm täglich
- 5-Hydroxytryptophan (5-HTP) 50 bis 200 Milligramm täglich
- S-Adenosylmethionin (SAMe) 200 bis 500 Milligramm täglich
- Gamma-Aminobuttersäure (GABA) 500 bis 1000 Milligramm täglich

Hashimoto-Thyreoiditis

Bei dieser Autoimmunerkrankung hält das Abwehrsystem des Körpers die Zellen der Schilddrüse irrtümlich für fremd und greift sie an. Das Immunsystem der Betroffenen arbeitet auf Hochtouren - gleichzeitig fahren die Hormone Achterbahn. *Hashimoto* ist eine Erkrankung mit vielen Gesichtern. Einmal können sich Antriebslosigkeit, bleierne Müdigkeit, Melancholie und Teilnahmslosigkeit zeigen und ein anderes Mal innere Unruhe, Reizbarkeit, ein Gefühl der Überforderung und Aggressivität.

Welche Beschwerden können auftreten?

Überfunktionssymptome vor Entzündungsschub:

- Schwitzen
- Hektik
- Ruhelosigkeit
- Nervosität
- Aggressivität
- Lichtempfindlichkeit
- Schlafstörungen
- Zwangsgedanken

- Panik
- Dünnes, fettiges Haar
- Gewichtsverlust
- Hoher Blutdruck
- Durchfall
- Herzklopfen

Symptome bei darauffolgender latenter Unterfunktion:

- Frieren
- Müdigkeit
- Antriebslosigkeit
- Infektanfälligkeit
- Depressionen
- Trockene Haut und Haare
- Spröde Nägel
- Gedächtnisschwäche
- Niedriger Blutdruck
- Nachtblindheit
- Heisere und tiefe Stimme
- Gewichtszunahme
- Appetitlosigkeit
- Verstopfung
- Zyklusstörungen

Welche Ursachen können dahinterstecken?

- Frühkindliche Traumata
- Schwermetallbelastung
- Hoher Antibiotikakonsum
- Radioaktive Strahlung
- Implantate
- *Leaky Gut*
- EBV (Eppstein Barr Virus)-Infektion
- Impfnebenwirkungen
- Hormonspirale
- Elektrosmog
- Psychopharmaka
- Desinfektionsmittel
- Xenohormone

Was kann Aufschluss geben?

- Hormone im Speichel: Progesteron, Estradiol, Estriol, Testosteron, DHEA, Cortisol im Tagesprofil, Melatonin
- Nervenbotenstoffe im Harn: Serotonin, Dopamin, Noradrenalin, Adrenalin
- Jod im Harn
- HPU-Test
- Darmcheck inklusive Zonulin
- IgG-Allergo-Screen
- Serum: bTSH, FT3, FT4, rT3, TPO-AK, TRAK, TAK, HTC, Folsäure, Vitamin D_3, Ferritin, Q10, HOMA-Index (Nüchternglukose und -insulin)
- Vollblut: Zink, Kupfer, Magnesium, Kalium, Selen, Omega-3-Index

Welche Behandlungsmöglichkeiten gibt es?

Bioidentische Hormone

- Levothyroxin (T4), Liothyronin (T3), Schweineschilddrüsenextrakt
- Progesteron 1 bis 5 Prozent, Estriol 0,1 Prozent, DHEA 1 bis 3 Prozent und Hydrocortison 0,5 bis 1 Prozent

Mikronährstoffe

- Vitamin D_3 5000 I. E. täglich bis zu 20 000 I. E. täglich kurzzeitig zum Auffüllen
- Magnesium 300 bis 600 Milligramm täglich
- Selen 200 Mikrogramm täglich morgens
- Zink 30 bis 50 Milligramm täglich abends
- Vitamin C 2000 Milligramm täglich
- Vitamin B_5 500 Milligramm täglich
- Ubiquinol 100 bis 200 Milligramm täglich
- Omega-3-Fettsäuren, vor allem EPA, 1000 bis 5000 Milligramm täglich
- Jod, zum Beispiel Kelp, Kombu oder Wakame (erst nach manifestierter Hashimoto) mit 100 Mikrogramm täglich beginnen und dann langsam steigern bis maximal 3 Milligramm täglich

Zur Hemmung von SD-Hormonen bei akutem Schub, Überfunktionssymptomen und Basedow

- Wolfstrappkraut Urtinktur
- L-Carnitin
- Goitrogene
- Mutterkraut
- Zitronenmelisse

Spezifische Therapiebausteine

- Zur Verminderung von rT3: Zink, koreanischer Ginseng, Stressabbau
- Zur Verminderung von TPO-AK: Vitamin D_3, Zink, glutenfreie Ernährung
- Bei Konversionsstörung von T4 zu T3: Selen, Zink, Kupfer, Q10, Progesteron, Cortisol, Guggul, Reishi
- Zur Reduktion von TSH: Jod, Eisen, Vitamin A, Ashwagandha, Probiotika
- Zur Erhöhung von T4 und T3: Vitamin D_3, Vitamin A, Ashwagandha, koreanischer Ginseng, Brahmi, L-Tyrosin
- Bei Hypophysenschwäche (TSH-Suppression): Vitamin D_3, Zink, *Tulsi*, sibirischer Ginseng
- Zur Dämpfung der TH-1 Antwort (80 Prozent): Vitamin D_3, Vitamin A, Selen, Kupfer, Q10, Omega-3, Quercetin, Resveratrol, *Boswellia*, *Schisandra*, Curcuma, Grüntee

Prämenstruelles Syndrom

Die zweite Zyklushälfte kann für Frauen zur echten Herausforderung werden - und das jeden Monat aufs Neue. Das prämenstruelle Syndrom tritt nach dem Eisprung und vor der Blutung auf. Es kann wenige Tage oder die vollen zwei Wochen andauern. Die Liste an möglichen Unannehmlichkeiten ist lang - mehr als 150 verschiedene Symptome des PMS sind bekannt: Kopfschmerzen und Blähungen können ebenso vorkommen wie Stimmungsschwankungen, Reizbarkeit und Schlaflosigkeit. Typischerweise ist der Spuk mit Einsetzen der Periode vorbei - die Symptome klingen dann meist vollständig ab.

Welche Beschwerden können auftreten?

- Emotionale Instabilität
- Reizbarkeit
- Depressive Verstimmung
- Weinerlichkeit
- Brustspannen und Brustschmerzen
- Ödeme
- Kreislaufprobleme
- Unreine Haut
- Verdauungsbeschwerden
- Heißhunger auf Süßes
- Verspannungen
- Kopfschmerzen
- Migräne
- Nachtschweiß
- Müdigkeit
- Schlafstörungen

Welche Ursachen können dahinterstecken?

- Übersäuerung
- Stress
- Schilddrüsendysfunktion
- Pilzbefall
- Vitamin-D_3-Mangel
- Umweltgifte
- Intoleranzen
- Progesteronmangel
- Estrogendominanz
- Serotoninmangel
- Genetische Veranlagung

Was kann Aufschluss geben?

- Hormone im Speichel: Progesteron, Estradiol, Estriol, Testosteron
- Serotonin im Harn
- Säure-Basen-Test nach Sanders
- D-Arabinitol im Harn
- Darmcheck inklusive Zonulin
- Bei Bedarf: Lactose- und Fructose-Atemtest, Histamin im Stuhl, Zöliakie
- Serum: bTSH, FT4, FT3, Vitamin D_3, Q10, DAO

- Vollblut: Zink, Kupfer, Magnesium, Kalium, Vitamin C, Vitamin E, Vitamin A, Vitamin B_3, Vitamin B_5, Vitamin B_6, Omega-3-Index

Welche Behandlungsmöglichkeiten gibt es?

Bioidentische Hormone

- Progesteron bioidentisch eins bis fünf Prozent

Phytotherapeutika

- Mönchspfeffer
- Yamswurzel
- Schafgarbe
- Frauenmantel
- Beifuß
- Safranextrakt 30 Milligramm täglich

Mikronährstoffe

- Omega-3-Fettsäuren 1000 bis 5000 Milligramm täglich
- Gamma-Linolensäure 1000 bis 2000 Milligramm täglich
- 5-Hydroxytryptophan (5-HTP) 100 bis 200 Milligramm täglich
- Vitamin D_3 5000 I. E. täglich zum Essen
- Vitamin B_1 100 bis 300 Milligramm täglich
- Vitamin B_3 500 bis 1000 Milligramm täglich
- Vitamin-B-Komplex
- Vitamin C 1000 bis 2000 Milligramm täglich
- Magnesium 400 bis 800 Milligramm täglich
- Kalium 500 bis 1500 Milligramm täglich
- Zink 15 bis 50 Milligramm täglich abends
- Coenzym Q10 0,5 bis 10 Milligramm pro Kilogramm Körpergewicht täglich

Was kann unterstützend helfen?

- Reduktion von isolierten Kohlenhydraten (Zucker und Weißmehl) und tierischen Proteinen (Fleisch- und Milchprodukte)
- *Seed cycling* (je nach Zyklusphase Verzehr von Samen und Nüssen, die die Hormonbildung unterstützen)
- Verzicht auf Alkohol, Koffein und Nikotin
- Bewegung und Sport

Schlafstörungen

Manchmal wälzen wir uns mit geschlossenen Augen hin und her und stellen uns über Zäune springende Schafe vor. Andächtig zählen wir die blökenden Tiere. Und finden doch keinen Schlaf. Jeder Mensch leidet gelegentlich darunter, zum Beispiel bei Krankheit oder Stress – das ist normal. Zum Problem werden Schlafstörungen erst dann, wenn sie über einen längeren Zeitraum andauern und die Leistungsfähigkeit und Lebensqualität deutlich beeinträchtigen: Über 80 verschiedene Formen von Schlafstörungen lassen sich in der Schlafmedizin voneinander abgrenzen – unangenehm sind sie alle.

Welche Beschwerden können auftreten?

- Einschlafstörung
- Durchschlafstörung
- Frühmorgendliches Erwachen
- »Zerhackter« Schlaf
- Alpträume
- Morgendliche Erschöpfung

Welche Ursachen können dahinterstecken?

- Koffein
- Digitale Medien, Handy, Laptop
- Spätes Abendessen
- Späte körperliche Anstrengung
- Melatoninmangel
- Ungelöste Konflikte
- Belastungssituation, Stress
- Hormonelle Disbalance oder Mangel
- Nährstoffmangel
- Nahrungsmittelunverträglichkeiten
- Aminosäurenmangel

Was kann Aufschluss geben?

- Hormonspeicheltest: DHEA, Cortisol-Tagesprofil, Estradiol, Estriol, Progesteron, Testosteron, Melatonin
- Serumanalyse: Vitamin B_{12}, Folsäure, Vitamin D_3
- Vollblutanalyse: Magnesium, Kalium, Zink, Kupfer, Vitamin B_1, Vitamin B_3 und Vitamin B_6
- Schilddrüsenwerte
- Leberwerte
- Nervenbotenstoffe im Harn

Welche Behandlungsmöglichkeiten gibt es?

Einschlafen

- Melatonin mindestens 1 bis maximal 20 Milligramm, 30 Minuten vor dem Einschlafen

Durchschlafen

- 5 Milligramm retardiertes Melatonin
- Progesteron oral (!), 50 Milligramm Lipocaps, 100 bis 200 Milligramm Kapseln
- 5 HTP 50 Milligramm und steigern bis 200 Milligramm
- GABA 500 bis 1000 Milligramm
- Vitamin-B-Komplex

Phytotherapeutika

- Haferstroh
- Passionsblume
- Baldrian
- Hopfen
- Escholtzie-Goldmohn
- Herzgespann
- Lindenknospe
- Feigenknospe
- Helm- und Eisenkraut
- Ashwagandha

Ätherische Öle

- Lavendel
- Mandarine
- Orange
- Sandelholz
- Bergamotte

Mikronährstoffe

- Magnesium 300 bis 500 Milligramm abends
- Inositol 500 bis 1000 Milligramm abends

Aminosäuren

- L-Glycin, L-Glutamin, L-Ornithin, L-Arginin, L-Carnitin alle abends

Lebensstiländerung

- Abendessen spätestens drei Stunden vor dem Schlafengehen
- Verzicht auf Alkohol, Zucker und Weißmehl
- auf einen gleichbleibenden Rhythmus achten (Aufsteh- und Zubettgehzeiten, Essenszeiten)
- körperliche Anstrengung nach 18 Uhr meiden
- sechs Stunden vorm Schlafengehen keine koffeinhaltigen Getränke mehr zu sich nehmen
- vor dem Einschlafen Blaulichtquellen meiden (Fernseher, Handy, Laptop)

Was kann unterstützend helfen?

- Psychotherapie, Coaching und Supervision
- Erlernen von Entspannungstechniken (zum Beispiel: Progressive Muskelentspannung nach Jacobson, Kohärenz des Herzens, Body Scan)

Wechseljahresbeschwerden

Sie werden oft als Herbst des Lebens und als eine Phase der Einschränkungen beschrieben - vielfach sind die Wechseljahre negativ assoziiert. Und es stimmt auch: Während sich die Fortpflanzungsfähigkeit der Frau allmählich in den Ruhestand verabschiedet, bahnt sich in ihrem Körper eine kleine biochemische Revolution an. Viele Frauen fühlen sich in der Zeit des natürlichen Übergangs beeinträchtigt und leiden unter Beschwerden wie Stimmungsschwankungen und Schlafstörungen. Die Zeit des Umbruchs kann gleichzeitig aber auch eine Zeit des Aufbruchs werden – denn die Veränderungen bringen neue Perspektiven mit sich.

Welche Beschwerden können auftreten?

Mögliche Beschwerden, infolge eines Progesteronmangels

- Hypermenorrhoe (zu starke Regelblutung)
- Unregelmäßige Zyklen
- Blutungsstörungen, Zwischenblutungen, Schmierblutungen
- Prämenstruelles Syndrom (PMS), Gereiztheit, Dünnhäutigkeit, Weinerlichkeit, Brustspannen
- Zysten, Uterusmyome
- Gewichtszunahme
- Kopfschmerzen, Migräne
- Dunkle Augenringe
- Ödeme
- Schlafstörungen, schlechte Schlafqualität
- Muskelbeschwerden
- Ängste, Panikattacken
- Depressive Verstimmung
- Insulinüberschuss
- Geschwollene Brüste, Mastopathie

Mögliche Beschwerden infolge eines Estradiolmangels

- Hautalterung, Faltenbildung
- Hitzewallungen, aufsteigende Hitze, Schweißausbrüche, Nachtschweiß
- Osteoporose
- Gelenkbeschwerden
- Schmierblutungen
- Herzrasen, Herzstolpern
- Konzentrationsstörungen, abnehmende Gedächtnisleistung
- Haarausfall
- Schlafstörungen, schlechte Schlafqualität
- Müdigkeit, Erschöpfung
- Depressive Verstimmung
- Brüchige Nägel
- Verminderte Libido

Mögliche Beschwerden infolge eines Estriolmangels

- Trockene Haut
- Trockene Schleimhäute (Vagina, Augen, Mund, Nasennebenhöhlen)
- Rezidivierende Blasenentzündungen, Reizblase
- Reizdarm
- Schwindel
- Tinnitus
- Gelenkbeschwerden (menopausen-assoziierte Arthralgien)

Welche Ursachen können dahinterstecken?

- Absinken des Progesteron-, Estradiol-, Estriol-, DHEA-, Melatonin- und Testosteronspiegels

Was kann Aufschluss geben?

- Hormone im Speichel: Progesteron, Estradiol, Estriol, Testosteron, DHEA, Melatonin
- Serum: bTSH, FT3, FT4, rT3, TPO-AK, TRAK, TAK, Folsäure, Vitamin D_3, Ferritin
- Vollblut: Zink, Kupfer, Magnesium, Selen, Vitamin A, Vitamin C, Vitamin E, Vitamin K, Vitamin B_3, Vitamin B_5, Vitamin B_6, Omega-3-Index

Welche Behandlungsmöglichkeiten gibt es?

Bioidentische Hormone

- Progesteron 1 bis 5 Prozent bioidentisches Hormongel oder -creme 1- bis 2-mal täglich transdermal
- Estradiol 0,01 bis 0,02 Prozent bioidentisches Hormongel oder -creme 1- bis 2-mal täglich transdermal, bei sehr starken Wechseljahresbeschwerden bis zu 0,03 Prozent möglich
- Estriol 0,05 bis 0,2 Prozent bioidentisches Hormongel oder -creme 1- bis 2-mal täglich transdermal oder vaginal
- DHEA 1 bis 3 Prozent bioidentisches Hormongel oder -creme 1- bis 2-mal täglich oder Lipocaps

Mikronährstoffe

- Omega-3-Fettsäuren 2000 bis 5000 I. E. täglich
- 5-Hydroxytryptophan (5-HTP) 50 bis 200 Milligramm
- Vitamin-B-Komplex
- Magnesium 300 bis 800 Milligramm
- Zink 15 bis 50 Milligramm

Phytotherapeutika

- **Progesteronmangel:** Yamswurzel, Mönchspfeffer, Beifuß, Frauenmantel, Schafgarbe
- **Estradiolmangel:** Rotklee, Angelikawurzel, Granatapfel, Salbei, Traubensilberkerze, Hopfen, Melisse, Baldrian, Beinwell, Süßholz, Engelwurz, Ginseng, Rosmarinsprossen, Brennnessel, Rhabarber, Muskatellersalbei

Laborwerte: Was bedeuten die Abkürzungen?

Schilddrüsenwerte

- **bTSH (Thyreoidea-stimulierendes Hormon):** »b« steht für »basal«. Man spricht von einer TSH-Basalwert-Bestimmung, wenn die TSH-Konzentration für die Untersuchung nicht durch die Gabe anderer Hormone künstlich stimuliert oder gebremst wird.
- **FT4 (freies Thyroxin):** Das Schilddrüsenhormon Thyroxin (T4) ist im Blut überwiegend an Eiweiße gebunden. Nur ein geringer Teil ist »frei« (fT4). Nur das freie, nicht an Eiweiße gebundene T4 steht dem Körper zur Verfügung.
- **FT3 (freies Trijodthyronin):** Auch Trijodthyronin (T3) ist im Blutkreislauf zum größten Teil an Bluteiweiße gebunden. Nur ein Bruchteil liegt in ungebundener (freier) Form vor – als FT3.
  Sowohl für FT4 als auch für FT3 gilt: Der freie Anteil der Schilddrüsenhormone im Blut eignet sich besser zur Beurteilung der Schilddrüsenfunktion als die Gesamtkonzentration der Hormone T4 und T3.
- **rT3:** Das »r« steht für *reverse* (umkehren). rT3 ist ein Steuerelement, ähnlich einem Supercontroller: Ist zu viel T3 und T4 vorhanden, steigt die Konzentration von rT3 an. Erhöhtes rT3 hemmt wiederum die Umwandlung von T4 in T3. Kurzum: Es ist kompliziert. Was man wissen sollte: Hoch-normale oder erhöhte rT3-Werte zeigen eine Schilddrüsenunterfunktion an.

Schilddrüsen-Antikörper

- **TPO-AK (Thyreoperoxidase-Antikörper):** Dieser Antikörper ist vor allem bei Hashimoto-Thyreoiditis im Blut vorhanden.
- **TRAK (TSH-Rezeptor-Antikörper):** Dieser Antikörper ist vor allem bei einer Schilddrüsenüberfunktion vom Typ Morbus Basedow im Blut vorhanden.
- **TAK (Thyreoglobulin-Antikörper):** Stark erhöhte Werte kommen hauptsächlich bei der Hashimoto-Thyreoiditis vor.

Fließfähigkeit des Blutes

HTC (Hämatokrit): Die festen Bestandteile unseres Blutes sind zu 99 Prozent rote Blutkörperchen. Das restliche 1 Prozent setzt sich aus weißen Blutkörperchen und Blutplättchen zusammen. Der Hämatokritwert gibt Auskunft über den Anteil aller festen Blutbestandteile am Gesamtblutvolumen – über ihn lässt sich eruieren, ob das Blut eher dünn- oder dickflüssig ist.

Eisenstoffwechsel

Ferritin ist ein Eiweißmolekül, das Eisen speichern kann. Der Ferritin-Spiegel erlaubt Rückschlüsse, ob unsere Eisenspeicher gut gefüllt oder leer sind – über den Wert kann ein Eisenmangel festgestellt werden.

Zuckerstoffwechsel

HOMA-Index: Der HOMA-Index ist eine Methode, um eine Insulinresistenz zu diagnostizieren. Dabei werden nach zwölfstündiger Nahrungskarenz morgens das Nüchterninsulin und die Nüchternglucose bestimmt und einander zugeordnet. Insulin ist ein Hormon, das in der Bauchspeicheldrüse produziert wird. Seine Hauptaufgabe ist es, die Menge des im Blutkreislauf zirkulierenden Zuckers zu regulieren. Von einer Insulinresistenz spricht man, wenn sich die Körperzellen stur stellen und nicht mehr richtig auf den Botenstoff reagieren.

Nahrungsmittelintoleranz und Nahrungsmittelallergie

- **DAO (Diaminooxidase):** Die DAO ist ein Histamin abbauendes Enzym, das hauptsächlich von den Darmschleimhautzellen gebildet wird. Es sorgt dafür, über die Nahrung aufgenommenes Histamin und andere biogene Amine im Darm abzubauen. Bei reduzierter Aktivität der DAO reichert sich Histamin auch im Blut an. Die Bestimmung der DAO-Aktivität im Serum ist daher ein möglicher Marker für die Diagnose einer Histaminintoleranz.
- **IgE:** Bei einer klassischen Nahrungsmittelallergie handelt es sich um eine durch Antikörper vom Typ Immunglobulin E (IgE) vermittelte Überempfindlichkeitsreaktion des Körpers auf bestimmte Nahrungsbestandteile.
- **IgG(4):** Beschwerden bei IgG4-vermittelten Unverträglichkeiten treten nicht unmittelbar nach Nahrungsaufnahme auf, sondern erst Stunden oder Tage später.

Anhang

Quellen

1 Riecher-Rössler, A. (2003): *Östrogene und gonadale Achse – Implikationen für die Therapie von Frauen mit Schizophrenien*. Nervenarzt, 74: S. 398–405

2 Deutsches Schilddrüsenzentrum. Köln 2023

3 Hengartner, M. P. (2021): *Evidence-biased Antidepressant Prescription. Overmedicalisation, Flawed Research, and Conflicts of Interest*. Palgrave Macmillan, London

4 Homan, P. et al. (2015): *Serotonin versus catecholamine deficiency: behavioral and neural effects of experimental depletion in remitted depression*. Translational Psychiatry, 5: e532; online veröffentlicht am 17.03 2015: doi: 10.1038/tp.2015.25

Ausgewählte Studien und Literatur

Hormone und Neurotransmitter, allgemein

Burkhardt, K. et. al. (2021): *Tanz mit den Hormonen*. Verlagshaus der Ärzte, Wien

Kirkamm, Ralf (2015): *Cortisol und DHEA bei Stress und Alterungsprozessen*. Fachinformation 0073. Ganzimmun AG, Mainz

Kleine, M. et. al. (2020): *Hormone und Hormonsystem – Lehrbuch der Endokrinologie*. Springer Spektrum, Heidelberg

Lennerz, Andrea (2017): *Hormondiagnostik aus Speichel*. Fachinformation 0009. Ganzimmun AG, Mainz

Martin, Michael; Fijalkowsky, Agnes et al. (2018): *Progesteron*. Fachinformation 0110. Ganzimmun AG, Mainz

Schneider, H. et. al. (2020): *Hormone – ihr Einfluss auf mein Leben*. Springer-Verlag, Heidelberg

Estrogene und Psychosen

Riecher-Rössler, A. (2003): *Östrogene und gonadale Achse – Implikationen für die Therapie von Frauen mit Schizophrenien*. Nervenarzt, 74; S. 398–405

Post-Partum-Thyreoiditis

Zieren, Dr. med. Hans Udo (2020): *Schilddrüsenunterfunktion und psychische Erkrankungen.* Deutsches Schilddrüsenzentrum, Köln

Adrenalindominanz und ADHS

Platt, Michael E. (2015): *Adrenalin-Dominanz erfolgreich behandeln: Wenn das Stresshormon den Körper regiert.* VAK, Kirchzarten

Serotoninmangel und Antidepressiva

Hengartner, M. P. (2021): *Evidence-biased Antidepressant Prescription: Overmedicalisation, Flawed Research, and Conflicts of Interest.* Palgrave Macmillan, London

Noradrenalin- versus Serotoninmangel

Homan, P. et al. (2015): *Serotonin versus catecholamine deficiency: behavioral and neural effects of experimental depletion in remitted depression.* Translational Psychiatry, 5:

Wissenswertes zum Blut

Österreichisches Rotes Kreuz (2023): *Zahlen, Daten, Fakten zum Blutkreislauf*; https://www.roteskreuz.at/blutspenden/wissenswertes-zum-blut (zuletzt aufgerufen am 19.06.2023)

Mikronährstoffe

Burgerstein, Uli P. (2023): *Burgerstein Handbuch Nährstoffe: Mikronährstoffe richtig einsetzen: Alles über Vitamine, Mineralstoffe, Spurenelemente und Fettsäuren.* Trias, Stuttgart

Mikola, Tuomas; Marx, Wolfgang et al. (2022): *The effect of vitamin D supplementation on depressive symptoms in adults: A systematic review and meta-analysis of randomized controlled trials.* Critical Reviews in Food Science and Nutrition, 11; S. 1–18

Islam, Md Rabiul et al. (2018): *Alterations of serum macro-minerals and trace elements are associated with major depressive disorder: a case-control study.* BMC Psychiatry, 18; S. 94

Cherasse Y., Urade Y. (2017): *Dietary Zinc Acts as a Sleep Modulator.* International Journal of Molecular Sciences, 18(11)

Minju, Sim; Sehwa, Hong et al. (2021): *Vitamin C supplementation promotes mental vitality in healthy young adults: results from a cross-sectional analysis and a randomized, double-blind, placebo-controlled trial.* European Journal of Nutrition

Moritz, B. et al. (2020): *The role of vitamin C in stress-related disorders.* Journal of Nutritional Biochemistry

Somaye, Yosaee Ph.D. et al. (2020): *Effects of zinc, vitamin D, and their co-supplementation on mood, serum cortisol, and brain-derived neurotrophic factor in patients with obesity and mild to moderate depressive symptoms: A phase II, 12-wk, 2 × 2 factorial design, double-blind, randomized, placebo-controlled trial*. Nutrition

Al-Fartusie, F. S.; Al-Bairmani, H. K. et al. (2018): *Evaluation of Some Trace Elements and Vitamins in Major Depressive Disorder Patients: a Case-Control Study*. Biological Trace Element Research

Baharak, Mahdavifar; Mahdieh, Hosseinzadeh et al. (2021): *Dietary intake of B vitamins and their association with depression, anxiety, and stress symptoms: A cross-sectional, population-based survey*. Journal of Affective Disorders, 288; S. 92–98

Kima, Min Joo; Kima, Soo Chin et al. (2020): *Exploring the role of copper and selenium in the maintenance of normal thyroid function among healthy Koreans*. Journal of Trace Elements in Medicine and Biology

Koochakpoor, Glareh; Salari-Moghaddam, Asma et al. (2021): *Dietary intake of branched-chain amino acids in relation to depression, anxiety and psychological distress*. Nutrition Journal, 20(11)

Kikuchi, Asako M.; Tanabe, Aya et a. (2021): *A Systematic Review of the Effect of L-tryptophan Supplementation on Mood and Emotional Functioning*. Journal of Dietary Supplements; S. 1–18

Ochoa-de la Paz, Lenin; Zenteno, Edgar et a. (2019): *Taurine and GABA neurotransmitter receptors, a relationship with therapeutic potential?*. Expert Review of Neurotherapeutics, 19(4); S. 289–291

van Lee, L.; Cai, S.; Loy, S. L. et al. (2017): *Relation of plasma tryptophan concentrations during pregnancy to maternal sleep and mental well-being*. The GUSTO cohortJournal of Affective Disorders, 225; S. 523–529

Phytotherapie

Österreichische Gesellschaft für Phytotherapie (2020): *Wie Heilkräfte die Psyche stärken*. Jahrgang 14, Heft 06, Dezember; https://phytotherapie.at/assets/zeitschrift_phytotherapie.at/PT_6_20.pdf (zuletzt aufgerufen am 23.06.2023)

Metka, M. (2001): *Phytoestrogene, Phytogestagene und Phytoandrogene*. Journal für Menopause, 8 (4); S. 12–19; https://www.kup.at/kup/pdf/923.pdf (zuletzt aufgerufen am 23.06.2023)

Marx W. et.al. (2019): *Effect of saffron supplementation on symptoms of depression and anxiety: a systematic review and meta analysis*. Nutrition Reviews, 77(8); S. 557–571

Schwermetalle

Keshavarz, Marzieh; Eslami, Jamshid et al. (2022): *How Do Different Physical Stressors' Affect the Mercury Release from Dental Amalgam Fillings and Microleakage? A Systematic Review.* Journal of Biomedical Physics and Engineering, 12(3). S. 227-236

Larvie, Doreen Y.; Erikson, Keith M. et al. (2022): *Elevated whole blood manganese is associated with impaired cognition in older adults.* NHANES 2013-2014 Zyklus, NeuroToxicology, 91; S. 94-99

Asuncion, Carmona; Roudeau, Stéphane et al. (2021): *Molecular Mechanisms of Environmental Metal Neurotoxicity: A Focus on the Interactions of Metals with Synapse Structure and Function.* Toxics, 9(9); S. 198

Cassleman, K. L.; Dorrance, K. A.; Todd, A. C. et al. (2019): *Neuropsychiatric Implications of Chronic Lead Exposure.* Military Medicine, 185(5-6); S. 914-918

Pro- und Präbiotika

Markowiak, P.; Śliżewska, K. (2017): *Effects of Probiotics, Prebiotics, and Synbiotics on Human Health.* Nutrients, 9(9); S. 1021

Brüssow, H. (2019): *Probiotics and prebiotics in clinical tests: an update.* F1000Res. 8:F1000 Faculty Rev. (unparteiische Prüfung): 157

Stichwortregister

A

B

C

D

E

F

G

H

I

K

L

M

N

P

S

Über die Autorinnen

Dr. Katharina Maria Burkhardt

Hormonspezialistin, Supervisorin und Autorin

Bereits sehr früh in ihrem Leben entdeckte Katharina Maria Burkhardt ihr Interesse und ihre Begabung für alternative Heilweisen. Geprägt durch ihre persönliche Entwicklung und Lebenserfahrung absolvierte sie eine umfassende Ausbildung in den unterschiedlichsten Bereichen der Heilungs-, Therapie- und Beratungsschulen.

Nach der Geburt ihrer dritten Tochter ging es ihr zusehends schlechter. Bis zur Diagnose Hashimoto Thyreoiditis mit extremer Unterfunktion war es eine Odyssee. Ihr Hormonstatus glich dem einer 80-jährigen Frau. Begleitet durch erfahrene Alternativmediziner und jede Menge Selbststudium fand sie einen Weg zurück ins Leben.

Mittlerweile hat sie gelernt, ihrem Körper und ihrer Intuition zu vertrauen und immer weiterzusuchen, bis das Passende gefunden ist. Sie glaubt nicht an einheitliche Rezepte, sondern weiß, dass es für jeden Menschen individuelle und komplexe Herangehensweisen und Lösungen gibt.

Besonders fasziniert sie die Welt der Hormone und des Mikrobioms. Sie erforscht die Auswirkungen von Lifestyle auf die Gesundheit und von Traumata auf das Immunsystem.

Seit über 20 Jahren ist sie als Lehrende, Supervisorin und Autorin tätig.

Mag. Sylvia Neubauer

Freie Medizinjournalistin

Bereits in jungen Jahren entdeckte Sylvia Neubauer ihre Liebe zum Schreiben. Damals galt es, Geschichten zu Papier zu bringen und Gedanken schriftlich eine Bühne zu geben.

Ein Studium der Sonder- und Heilpädagogik und eine Ausbildung zur akademischen Gesundheitstrainerin später war es schließlich ein Praktikum, welches sie dem Journalismus näherbrachte. Ihre Leidenschaft zum Beruf gemacht, ist Neubauer seit 15 Jahren als Redakteurin tätig. Schwerpunktmäßig widmet sie sich den Bereichen Medizin, Gesundheit, Familie und Nachhaltigkeit. Innerhalb dieser Themenfelder verfasst sie sowohl populärwissenschaftliche Artikel als auch Fachtexte.

Ihr Credo »Jedes Problem beinhaltet seine eigene Lösung« spiegelt sich nicht nur in ihrem Leben, sondern auch in ihren Texten wider. Insofern, als dass jeder Mensch einzigartig ist und der Umgang mit Krankheiten entsprechend individuell ausfallen muss: Vielschichtig aufbereitete Hintergrundinformationen können Lesern hier eine gute Orientierungshilfe bieten. Entsprechend ganzheitlich aufbereitet sind die Werke der Journalistin. Ihr liebstes Werkzeug ist die bildhafte Sprache – wo es inhaltlich passt, darf gerne auch mal ein sarkastischer Unterton dabei sein.

Dank

Dank gebührt unseren Familien, die immer hinter uns standen, während dieses Buch entstanden ist. Ein besonderes Dankeschön geht an Annika, Niklas und Thomas.

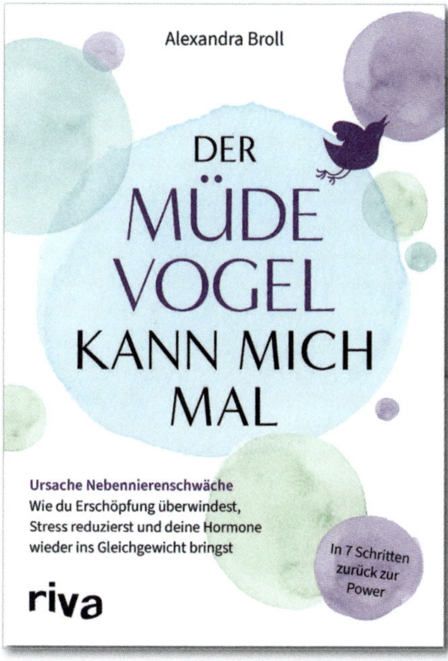

Auch als **E-Book** erhältlich

208 Seiten
20,00 € (D) | 20,60 € (A)
ISBN 978-3-7423-1830-5

Alexandra Broll

Der müde Vogel kann mich mal

Ursache Nebennierenschwäche: Wie du Erschöpfung überwindest, Stress reduzierst und deine Hormone wieder ins Gleichgewicht bringst

Grundlos müde, gestresst und energielos? Heilpraktikerin Alexandra Broll zeigt, was der – oft unerkannte – Auslöser ist: eine Erschöpfung der Nebennieren, die der mentalen und physischen Dauerbelastung nicht standhalten und ein Hormonchaos verursachen. Neben Müdigkeit und Antriebslosigkeit können auch Beschwerden wie Schlafstörungen, Gewichtszunahme, Libidoverlust und chronische Schmerzen auftreten. Anhand eines Fragebogens und in nur sieben Schritten kann die Wahrscheinlichkeit einer Nebennierenschwäche festgestellt und der Akku der Nebennieren wieder aufgeladen werden! Mit einer Kombination aus verschiedenen Ansätzen wie bioidentischer Hormontherapie, Darmsanierung und Mikronährstofftherapie bekommt man chronischen Stress nachhaltig und effektiv in den Griff – und das auf ganz natürliche Weise.

riva